Böhmig/Mayr

Kneipp und die Heilpflanzen

Kneipp und die Heilpflanzen

Eine kleine Hausapotheke mit Rezepten auch für die Küche

Von Dr. med. Ulf Böhmig
und Dipl.-Diät-Küchenmeister Peter Mayr

Mit 11 Abbildungen und 15 Tabellen

HAUG

Karl F. Haug Verlag · Heidelberg

Die Deutsche Bibliothek – CIP-Einheitsaufnahme

Böhmig, Ulf:
Kneipp und die Heilpflanzen: eine kleine Hausapotheke mit Rezepten auch für die Küche / von Ulf Böhmig und Peter Mayr. – Heidelberg: Haug, 1993
ISBN 3-7760-1298-6
NE: Mayr, Peter:

Titel-Nr. 2298 · ISBN 3-7760-1298-6

Gesamtherstellung: Druckerei Heinrich Schreck KG, 6735 Maikammer/Pfalz

Inhalt

Zu diesem Buch

Dieses Buch beschäftigt sich mit besonderen Wirkstoffen in Heilpflanzen und pflanzlichen Lebensmitteln sowie mit der eigenartigen Rolle, die *Sebastian Kneipp*, dem Prälaten von Wörishofen, auf diesem Gebiet der Naturheilkunde zuzuweisen ist.

Sebastian Kneipp war eine wirklich außergewöhnliche Persönlichkeit. Einen sehr wichtigen Zweig der Widerstandskraft aufbauenden und die Gesundheit erhaltenden Therapien, die Wasserheilkunde, hat er zur Vollendung gebracht. Es gab, in der Neuzeit beginnend mit dem Universitätsprofessor *Friedrich Hoffmann* aus Halle, der um 1700 lehrte, schon viele durchaus brauchbare Systeme, die den physikalischen und diätetischen Reiz Wasser – äußerlich und innerlich – sinnvoll nutzten. *Kneipp* selbst verdankte seine Heilung von sehr schwerer Krankheit in seinen Studentenjahren den Anweisungen, die er dem Buch „Unterricht von Kraft und Wirkung des frischen Wassers in die Leiber der Menschen", verfaßt vom Schweidnitzer Arzt *Johann Siegmund Hahn,* der mehr als 100 Jahre vor ihm lebte, entnommen hatte. Das macht seine tiefe persönliche Beziehung zur Wasserheilkunde verständlich. Eine Art dankbarer Verehrung, die er auch in Worte faßte. Mit dem Wasser als Heilmittel kam *Kneipp* erst als 28jähriger in engeren Kontakt. Dann aber widmete er ihm – neben seiner pastoralen Tätigkeit – gleichsam sein Forscherleben und stellte es über alles.

Viel früher aber schon, als Hüterbub im bayerischen Allgäu, lernte er die Heilpflanzen kennen; durch seine Eltern, die sich keine andere, teure Medizin leisten konnten, durch die Nachbarn, später aus ein paar alten Büchern, die ihm unterkamen (die ihm aber wenig verläßlich schienen), vor allem aber durch eigene Beobachtung. Er fütterte die ihm anvertrauten Kälber gezielt mit ausgesuchten Kräutern, und sie wuchsen zu Prachtrindern, die erste Preise gewannen. Damals schon faßte er den für seine Sicht der Heilpflanzen charakteristischen Gedanken, daß „diese nichts anderes als eine besondere Art der Nahrung" seien. Eine Sicht, die ihm bei seinen späteren Forschungen den ungetrübten, instinktsicheren und von Ängsten freien Umgang mit den Heilpflanzen ermöglicht haben wird. Vor einem Nahrungsmittel hat man weniger Scheu als vor einer Medizin.

Kneipp hat eine verblüffend treffsichere Auswahl jener Heilpflanzen, die für den Hausgebrauch von praktischem Wert sind, gefunden. Den Grundstock hat er in seiner „Kleinen Hausapotheke" aufgelistet. Wenn man seine Heilpflanzen mit der Auswahl der Heilpflanzen durch die Kommission E des Bundesgesundheitsamtes von heute – also 100 Jahre danach – vergleicht, fallen zum Teil fast deckungsgleiche Beschreibungen auf. Man kann geradezu sagen, *Kneipp* hat mit schlafwandlerischer Sicherheit immer in den richtigen Topf gegriffen. Nach Erscheinen seines Hauptwerkes „Meine Wasserkur", in dem die „Kleine Hausapotheke" nach den Wasseranwendungen als Zweiter Teil, unter dem Motto „Benedicite universa germinantia in terra Domino!" – „Jedes Kräutchen der Erde preise den Herrn!" erschienen ist, im Jahre 1886, begann der große Aufstieg des Ortes Wörishofen als Kurort. Nun erhielten, da im Badebetrieb verschiedene Infekte und andere zufällige Leiden vermehrt auftraten, die gesammelten Heilpflanzen und vor allem die Tinkturen des Pfarrers *Kneipp* einen erhöhten Stellenwert, was sich in den zahlreichen erhaltenen Vorträgen und Artikeln *Kneipps* aus den späteren Jahren bis zu seinem Tod im Juni 1897 niederschlug. Die Einsicht aber, der Pflanzenheilkunde eine Neuorientierung gebracht zu haben, gewann er offenbar nie. Heute können wir sagen: *Sebastian Kneipp* hat die Wasserheilkunde vollendet, und das war ihm bewußt. Die moderne Hydrotherapie bedient sich wohl neuer Geräte und sonstiger technischer Einrichtungen, kann vieles präziser belegen; am Grundmodell *Kneipps* mußte man kaum etwas verändern.

Die moderne Pflanzenheilkunde hat *Kneipp* begründet, er ist ihr legitimer Vater. Das aber war ihm nicht bewußt. Tatsächlich haben wir, durch die Fortschritte der Phytochemie und Phytopharmakologie, ein ungleich genaueres Wissen von den Wirkstoffen der Pflanzen und ihren Wirkmechanismen im Organismus. Ein tieferes Wissen um die wahre Bedeutung der Heilpflanzen haben wir nicht gewonnen, da ist uns *Kneipp* noch voraus.

Seine Vorstellung, die Heilpflanzen seien nichts anderes als eine besondere Form der Nahrung, hat sich noch nicht durchgesetzt. Und doch scheint es richtig zu sein: Die meisten der Heilpflanzen *Kneipps* – die „milden" Heilpflanzen nach heutiger Terminologie, zählten fraglos zur Grundnahrung des Menschen, vor der Entdeckung der Landwirtschaft. Im pflanzlichen Teil der Mischkost des Menschen vor etwa 10.000 Jahren konnte er die Blüten, Blätter, Rinden- und Wurzelteile, die wir heute als Heilpflanzen getrennt ernten, bei der Nahrungssuche noch nicht auslesen und hat sie deshalb mitgegessen. Viele der Wirkstoffe, die er sich damals ungewollt und unbedacht zugeführt hat, dürften uns heute fehlen. Vielleicht sind manche unserer gängigen Erkrankungen in Wirklichkeit Mangelerkrankungen an diesen Wirkstoffen. Einige Kapitel im Zuge der Beschreibung der Heilpflanzenrezepte *Kneipps* beschäftigen sich mit diesem interessanten Thema. Es würde ja nicht weniger bedeuten, als daß in Wahrheit unsere tägliche Ernährung nicht nur der energieliefernden (Kohlenhydrate, Fette, Eiweiß) und nichtenergieliefernden Nährstoffe (Vitamine, Mineralstoffe, Ballaststoffe, Wasser), sondern auch bestimmter Wirkstoffe bedarf, die in der heutigen Palette pflanzlicher Lebensmittel nicht mehr vorkommen – wohl aber in jenen „Heilpflanzen"; die man dann eigentlich mehr zur notwendigen Nahrung als zu den Heilmitteln zählen müßte.

So ist auch der Übergang zu den Gewohnheitslebensmitteln, welche nach neueren Forschungen neben Nährstoffen auch Wirkstoffe enthalten, nahtlos vollzogen, mit Rezepten, wie sie auch *Kneipp* ähnlich bereitet hat. Hier sind, weil das Thema des Buches die pflanzlichen Heil- und Lebensmittel sind, vorwiegend pflanzliche Küchenzubereitungen angeführt. Was nicht bedeutet, daß *Kneipp* Pflanzenköstler gewesen wäre – im Gegenteil, in mehreren Schriften distanziert er sich von diesem (damals scheinbar verbreiteten) Ruf. *Kneipp* war Anhänger einer ausgewogenen Mischkost. Das aber ist in einem eigenen Buch beschrieben.

Im Frühjahr 1993

Peter Mayr
Ulf Böhmig

Die Bedeutung der Heilpflanzen bei Sebastian Kneipp

In seinem Hauptwerk „Meine Wasserkur" gibt *Kneipp* eine wohlbedachte Liste von Heilmitteln für den häufigen Gebrauch an, als „Inhalt einer kleinen Hausapotheke". Die Mittel, die der vorsichtige Pfarrer mit großer Sorgfalt ausgewählt hat, sollen ebenso wie die Wasseranwendungen den „dreifachen Zweck" haben: Zuerst die kranken Stoffe im Inneren des Körpers aufzulösen, danach zur Ausscheidung zu bringen und schließlich den nun gereinigten Körper aufzubauen und zu kräftigen.

Vor *Kneipp* waren die Heilpflanzen lange Zeit wenig beachtet worden. Denn eine fast 2000 Jahre andauernde Ära abendländischer Heilpflanzenkunde, die mit *Hippokrates* begonnen hatte, war mit *Paracelsus* mehr oder weniger deutlich zu Ende gegangen. Zwischen *Hippokrates* und *Paracelsus* gab es bedeutende Forscher und Erneuerer auf diesem Zweig der Therapie, wie, um nur einige herausragende Namen zu nennen, die Ärzte *Dioskorides* und *Galenos* im Altertum oder die Äbtissin *Hildegard von Bingen* und der Bischof *Albertus Magnus* von Regensburg im Mittelalter.

Dann aber, um 1530, führte *Paracelsus* die chemische Arznei ein. Und mit ihr seinen berühmten Grundsatz von der Dosis, die allein darüber entscheidet, ob ein Ding unwirksam, heilwirksam oder giftig ist. *Paracelsus* hatte damit die Dosis-Wirkung-Beziehung eines Mittels formuliert. Sie spielt in unserer heutigen Handhabung mit Pharmaka eine ganz wichtige Rolle, denn wenn man das Verhältnis von der Dosis des Mittels zu seiner Wirkungsstärke genau kennt, dann läßt sich das Mittel berechnen. Der Vorteil liegt auf der Hand: Schon in kleinen Dosen giftige Substanzen lassen sich als Heilmittel einsetzen, wenn man sie mit Hilfe unserer immer mehr verfeinerten Methoden in entsprechend noch kleinere Dosen zerteilt. Dadurch wurde das Heilmittelangebot und seine Einsatzmöglichkeit entscheidend erweitert. Eine gezielte Narkose zum Beispiel wäre ohne die genaue Kenntnis der Dosis-Wirkung-Beziehung des verwendeten Narkosemittels nicht denkbar. Allerdings machte sich *Paracelsus* auch unbeliebt. In einer Kampfschrift trat er zur Behandlung der damals grassierenden Syphilis für die Verwendung des relativ gut berechenbaren Quecksilbers ein und lehnte die Therapie mit Guajak-Holz, als natürlich gewachsene Substanz (mit vielen verschiedenen Wirkstoffen schwer übersehbar), entschieden ab. Damit aber störte er die Geschäftsinteressen der mächtigen Augsburger Kaufleutefamilie *Fugger*, die mit der Einfuhr des Guajak-Holzes von den Antillen viel Geld verdiente. Die Schrift wurde verboten. In der Folge aber setzten sich trotzdem mehr und mehr die chemischen Mittel durch und verdrängten die bis dahin vielgebrauchten naturgewachsenen und von Natur aus komplexen Heilpflanzen. Obwohl sich *Paracelsus* durchaus auch mit Heilpflanzen beschäftigte: In der von ihm vertretenen Signaturenlehre tragen alle Naturkörper, und sogar besonders die Heilpflanzen, ein gottgegebenes Erkennungsmerkmal für den suchenden Menschen. Die stachelige Distel (Carduus marianum) wirkt gegen Seitenstechen, das einem Lungenflügel ähnliche Blatt des Lungenkrautes (Pulmonaria) hilft beim Aushusten. Beides stimmt! Diese Wirkungen waren allerdings schon vor *Paracelsus* bekannt. *Theophrastus Bombastus von Hohenheim,* der sich als Verehrer des römischen Naturheilkundigen *Aulus Cornelius Celsus* den Arzt-Namen „Para-Celsus" zulegte (das war damals üblich), suchte eine der erfaßbaren Welt übergeordnete Sicht der Dinge. Dem Pfarrer *Sebastian Kneipp* eigentlich sehr nahe. Sein Einfluß auf die Medizin – gewollt oder ungewollt – führte doch zum leichter Berechenbaren und weg vom Komplexen. Das war damals, im ausgehenden Mittelalter, auch notwendig. Die Heilpflanzen wurden verdrängt. Nicht aus dem Volksbewußtsein, sondern aus der Medizin.

Es wurden wohl noch einige bedeutende Werke gefaßt, von *Leonhard Fuchs, Hieronymus Bock, Andreas Matthiolus* und *Jacob Tabernaemontanus*, alle noch vor 1600. Dann ruhte die Heilpflanzenforschung. Was an neuen Schriften erschien, waren in Wirklichkeit Abschriften. Zum Teil auch, mit oder ohne Absicht, Verfälschungen. Bis *Sebastian Kneipp* mit einer Neuorientierung über den Wert der Heilpflanzen den Bann brach. Diese Tatsache wird bis heute vergleichsweise viel zu wenig beachtet. Sebastian Kneipps Heilpflanzenkunde steht zu sehr im Schatten seiner gewiß großartigen Wasserheilkunde. Auch war er selbst sich seiner Pionierleistung auf dem Gebiet der „früher geachteten, jetzt vielfach verachteten, spottbilligen Heilkräutern, welche der liebe Hergott wachsen läßt", wahrscheinlich nur am Rande bewußt.

Das geht aus seinen eigenen Feststellungen recht deutlich hervor. In der Einleitung zum Kapitel „Apotheke" der 1886 erschienenen „Wasserkur" schreibt er sogar: „Ich habe mich lange besonnen, ehe

Sitzungsbericht

(Nachdruck verboten.)

über die behufs Gründung eines Vereins Kneipp'scher Aerzte am 1. und 2. Februar 1894 in Wörishofen stattgehabten Verhandlungen.

Nach einer am Abende des 1. Februar abgehaltenen Vorbesprechung der auf Einladung des Herrn Dr. Baumgarten erschienenen Collegen wurde die erste Versammlung Freitag den 2. Februar, Vormittags 10 Uhr eröffnet. Anwesend waren der Hochwürdige Herr Prälat Kneipp und folgende Aerzte:

Dr. Adolph	— Köln a. Rh.	Dr. Loeser	— Veitshöchheim
Dr. Althammer	— Ruhmannsfelden	Dr. Menke	— Coblenz
Dr. Baumgarten	— Wörishofen	Dr. Moeser	— Augsburg
Dr. Beelitz	— Schönwalde	Dr. Schaefer	— Wörishofen
Dr. Egli	— Bonstetten (Schwz.)	Dr. Schulz, Val.	— Düsseldorf
Dr. v. Frankenhuysen	— im Haag (Holland)	Dr. Soer	— Breda (Holland)
Dr. v. Hahn	— London (England)	Dr. Stuetzle, J. N.	— Jordanbad
Dr. Hein	— Hausdorf	Dr. Stuetzle	— Mergentheim
Dr. Hufschmidt	— Bentheim	Dr. Westreicher	— Waldneukirchen (Ob.-Oesterr.)
Dr. Jagniatkorwsky	— Warschau (Russl.)		
Dr. Kaase	— Oldenburg	Dr. Winternitz	— Riesenhof b. Linz (Oesterreich)
Dr. Katz	— Gundelsheim		
Dr. Kuhlmann	— Zwischenahn (Oldb.)	Dr. Wirz	— Wörishofen
Dr. Lackmann	— Wollbeck b.Münster	Dr. Wolf	— Traunstein.

Zum Vorsitzenden für die Sitzungen wird Herr Dr. Baumgarten, Oberbadearzt in Wörishofen, zum Schriftführer Dr. Stuetzle, Jordanbad, durch Zuruf gewählt.

Der Vorsitzende eröffnet die erste Sitzung mit einer Begrüssung der erschienenen

Abb.1:
Anwesenheitsliste der Gründungsversammlung des Vereines Kneipp'scher Ärzte Centralblatt No.1.

Abb.2:
Das häufigste Kneipp-Inserat von damals, welches weit über 100mal erschienen ist.

ich mich entschloß, den für sich allein ausreichenden und genügenden Wassermitteln diese ‚Apotheke', d.h. der dem Wasser von innen heilsam entgegenwirkenden Hilfsmittel, anzufügen. Es könnte wie ein Mißtrauensvotum gegen die Wasserheilkraft aussehen". Aber, weil es auch wasserscheue Menschen gibt, habe er sich dann dazu doch entschlossen – Gott zum Lobe, muß man sagen.

Später, in den ihm noch verbleibenden zehn Jahren, erhöhte er den Stellenwert der Heilpflanzen. In seinen Vorträgen und Artikeln nahmen sie zunehmend mehr Raum ein. Natürlich spielte dabei auch das Interesse der Bevölkerung eine Rolle. Seine Mischungen mußten bald industriell hergestellt werden. Das Inserat der Würzburger Apothekenbesitzer *Oberhaeusser & Landauer* erschien im „Centralblatt für das *Kneipp*'sche Heilverfahren" ab der ersten Ausgabe im April 1894. Es verblieb dort fast unverändert in weit über hundert Folgen. Die Nachfrage nach den *Kneipp*'schen Heilkräutern und Nährmitteln nahm sehr schnell ungeahnte Ausmaße an. Auch gelangten zahlreiche nicht autorisierte „Kneipp-Zubereitungen" auf den Markt, von denen sich *Kneipp* dann öffentlich distanzieren mußte. So überrollten Geschäftsinteressen seine ursprüngliche Vorstellungen von der Wertigkeit der Heilmittel und sorgten – in diesem Fall muß man das sagen – für einen gerechteren Ausgleich. In einem Aufsatz „Über den Gebrauch der Kräuter", erschienen im Juli 1894, sagt *Kneipp* auch nicht mehr: „Das Wasser heilt und die Kräuter helfen", sondern: „Das Wasser und die Kräuter heilen". Und auch ein zum Verständnis des gereiften *Kneipp* wichtiger Satz ist verbürgt: „Wenn ein Pferd den verfahrenen Karren nicht aus dem Dreck ziehen kann, dann spanne ein zweites dazu."

Erste Kontakte des jungen Kneipp mit den Heilpflanzen

Man läßt ihn am besten selbst erzählen: „Meine Mutter und ich mähten einst Gras auf einer Wiese. Auf einmal hielt meine Mutter an, zeigte mir ein Kräutlein und sagte: ‚Sieh einmal, dieses Kraut heißt man Tausendguldenkraut; ihm verdanke ich recht viel. Alle Jahre sammle ich diese Pflanze auf dieser Wiese, weil sie nicht überall wächst, dann trockne ich sie, und wenn mir etwas fehlt, leistet mir dieses Kraut recht gute Dienste.' – Ich war damals erst 14-15 Jahre alt und bekümmerte micht nicht weiter, für welche Leiden meine Mutter dieses Kraut anwendete. Nur das weiß ich noch, daß ich geantwortet habe: ‚Das Kraut muß gut sein, sonst würde man ihm nicht den schönen Namen *Tausendguldenkraut* gegeben haben.' – Ein anderes Mal hatte ich mir beim Kornschneiden eine tiefe Wunde in den Fuß geschnitten, wie es denen geht, die sich mit dem Sichel schneiden abgeben müssen. Das Blut floß rasch heraus. Mein Vater schaute ein wenig um sich und bald hatte er einige Spitzwegerichblätter gefunden, welche er mit den Fingern knetete, so daß einige Tropfen herausflossen, die er in die Wunde träufelte und hierauf den Fuß zuband. Dies wurde einige Male wiederholt, und die Wunde war geheilt.

Meine Schwester hatte einmal die Unvorsichtigkeit, der anderen Schwester siedendes Wasser über die Hand zu schütten, so daß lauter Blasen entstanden. Die Mutter holte gleich Krautwasser aus dem Krautstand, tauchte einen Lappen darin ein und legte ihn auf die verletzte Stelle. Dies wurde öfter wiederholt und bald war der Schaden geheilt.

Ein anderes Mal klagte meine Schwester über heftige Leibschmerzen, und sofort holte meine Mutter im Garten Wermut- und Salbeiblätter, machte einen Tee davon, den sie der Schwester zu trinken gab, und bald war diese kuriert. So habe ich von meiner Mutter mehrere Kräuter kennengelernt, und sie blieben mir bis heute noch in Erinnerung."

Solche Erinnerungen erzählte Pfarrer *Kneipp* im Freundeskreis oder auch vor größerem Publikum. Zum Glück gab es damals schon die Stenographie, und so ist vieles wortgetreu erhalten geblieben. Nun war er nicht nur ein guter Beobachter, wie man an diesen Beispielen merkt. Die Heilpflanzen interessierten ihn, und so begann er zu forschen. Zum Beispiel bei den Nachbarn, was diese etwa wußten. Weil ihm deren Wissen offenbar nicht ausreichte, forschte er in den Büchern einer kleinen Klosterbibliothek. Was er dort (und auch später) fand, war aus dem 17. und 18. Jahrhundert, wie er selbst mitteilt. Es dürfte also keines der großen Sammelwerke darunter gewesen sein. Jedenfalls traute der junge *Sebastian Kneipp* dem Geschriebenen und Gehörten offenbar nicht ganz. Und er begann zu experimentieren: An sich selbst, an seinen erkrankten Nachbarn, auch an einem Kalb: Er gab ihm ab dem dritten Lebenstag ein Jahr lang konsequent Kräutertee in ansteigender Dosis zur Milch, schließlich ohne Milch. „Das Kalb gedieh dabei so herrlich, daß es, als es ein Jahr alt war, 6 Zentner und 30 Pfund wog und in einer Ausstellung als junges Rind den ersten Preis erhielt." – Der Kräutertee war nichts anderes als der Absud des unausgelesenen Heues einer Wiese. Allerdings einer kräuterreichen Wiese, das betont er schon.

So jedenfalls lernte *Kneipp* von Jugend an den Wert und die Brauchbarkeit der einzelnen Heilpflanzen gewissenhaft und gründlich kennen. Und den des naturgegebenen Gemisches, wie es eine Wiese im denkbar vielfältigsten Maß nun einmal ist.

Erst viele Jahre später, als er 1855 zum Beichtvater bei den Dominikanerinnen in Wörishofen bestellt wurde, gelangte ihm auch eine überarbeitete Ausgabe des Kräuterbuches von *Petrus Andreas Matthiolus* in die Hände. Zu diesem Zeitpunkt aber hatte er bereits seine eigenen Erfahrungen und war nicht ganz so bedingungslos dem Geschriebenen verhaftet. Diese Ausgabe war von einem Arzt verfaßt und „zum drittenmal aus besonderem Fleiß vermehrt und gefertigt, im Jahre 1611. Von Joachinum Camerarium der löblichen Reichstadt Nürnberg Medicum Doktor".

So berichtete unter anderem *Ludwig Geromiller* 1915 in „Die Kneipp-Kur" in einer Erzählung „Wie kam Pfarrer Kneipp zur Anwendung von Heilkräutern?": „Anhand dieses Buches" – so *Geromiller* – „vervollkommnete Kneipp sein Wissen über die schädlichen und heilsamen Sträucher und Kräuter, richtete im Laufe der Zeit eine ausgedehnte Apotheke ein, bereitete Tinkturen und Kräutersäfte. Im Falle des Bedarfes hatte er alles Notwendige zur Hand. Schnelle Hilfe ist die beste!" Kneipp verfügte also von Beginn an über ein profundes Heilpflanzenwissen. Als er schließlich seine Erfahrungen im Kapitel „Apotheke" zusammenfaßte, durfte er mit

Recht auf seine Kompetenz hinweisen: „Lange Jahre hindurch habe ich sondiert und geprüft, getrocknet und zerschnitten, gesotten und gekostet. Kein Kräutchen, kein Pulver, das ich nicht selbst versucht und als bewährt befunden! Ich wünsche nur das Eine, daß die alten Bekannten zu neuen Ehren gelangen, bei einer Klasse von Menschen wenigstens." – Damit meinte er die Klasse der Armen, die sich keine teuren Medikamente leisten konnten."

Sehr großen Wert legte *Kneipp* bei seiner Auswahl auf die Unbedenklichkeit der Heilpflanzen.

Auch hier gilt als Leitgedanke: Der mildeste, gerade schon wirksame Reiz ist der beste.

Sebastian Kneipps „Kleine Hausapotheke"

Sie ist in Tinkturen, Tees, Pulver und Öle eingeteilt. Verschiedene Zubereitungsformen also, wie sie ihm aufgrund seiner Erfahrung für die „Armen-Leute-Apotheke" seiner Zeit praktisch und richtig erschienen.

Die Tinkturen der „Kleinen Hausapotheke"

Es waren sieben Tinkturen darunter:

Tinctura Arnicae – Arnikatinktur: Zur äußerlichen Behandlung von Wunden und für Kompressen bei Stauchungen und Blutergüssen.

Tinctura Gentianae – Enziantinktur: Zur innerlichen Behandlung als Magenmittel und Mittel zur Erfrischung.

Tinctura Myrtilli – Heidelbeertinktur: Diese Tinktur ist für Kneipp die „erste und unentbehrlichste" in seiner Hausapotheke. Gegen leichte Durchfälle, auch als Vorbeugungsmittel gegen Darminfekte, wie man sie gerade in Badeanstalten auffangen kann.

Tinctura Rosmarini – Rosmarintinktur: Als bevorzugtes Mittel gegen Schwächezustände bei älteren Menschen.

Tinctura Juniperi – Wacholdertinktur: Innerlich zur Entgiftung und Entschlackung, äußerlich als bevorzugte Einreibung bei Muskel- und Gelenksbeschwerden.

Tinctura Cichorii – Wegwartentinktur: Äußerlich gegen müde und kraftlose Gelenke.

Tinctura Absinthii – Wermuttinktur: Innerlich als allgemein kräftigendes Magenmittel, besonders auch bei Reiseübelkeit.

Diese sieben Tinkturen führt Kneipp in seiner kleinen Hausapotheke an. Kneipp selbst hatte bedeutend mehr Tinkturen in Verwendung, und inzwischen sind auch mehr als hundert Jahre vergangen. Man kann die Aufstellung von Standardtinkturen mit Kneipps eigenen Rezepten und einigen heute gern gebrauchten Kombinationen erweitern. Einige, inzwischen klassische Zubereitungen, sollen unten als Beispiele dienen. Die meisten Tinkturen sind in Apotheken vorrätig, auch bestimmte Mischungen werden dort auf Wunsch oder ärztliches Rezept zubereitet. Wer seine Heilpflanzen selbst ansetzen will, sollte die Grundregeln kennen, nach denen man eine hausgemachte Tinktur selbst bereitet.

Arzneien,

Nährmittel etc.

nach Kneipp,

insbesondere **Spezialitäten der Engel-Apotheke** in **Würzburg**, zu haben in der

k. u. k. Hofapotheke Salzburg.

Man achte auf die behördlich registrirte Schutzmarke: das Bild und Unterschrift Sr. Hochwürden.

Abb.3:
Das erste österreichische Inserat erschien im Centralblatt No.3 vom 7. Mai 1894.

Bestes

Kraftsuppenmehl und Schrottbrod

nach Vorschrift Sr. Hochw. Prälat KNEIPP erzeugt, viel geschmackhafter, leicht verdaulich, keine harte Rinde, als wie beim Grahambrod, selbst für Zahnlose leicht zu kauen! Ein Versuch überzeugt!

Kneipp's Kraftsuppenmehl (Schrottzwiebackmehl)

1 Postkolli bis 10 Meilen um Wien pr. Nachnahme: 1 fl. 77 Kr.
1 do. alle weiteren Poststationen Oesterr.-Ungarns: 1 fl. 92 Kr.

Kneipp's Schrottbrod

1 Postcolli bis 10 Meilen um Wien pr. Nachnahme: 1 fl. 32 Kr.
1 do. alle weiteren Poststationen Oesterr.-Ungarns: 1 fl. 47 Kr.

Kochrezept für beste Kraftsuppe liegt jeder Sendung bei.

Achtungsvoll

Math. Arnold,
Gross-Florisdorf.

Abb. 4:
Ebenfalls ein langjähriges Standardinserat.

Die Zubereitung einer Tinktur

Heute verwendet man als Auszugsmittel am besten den sogenannten verdünnten Alkohol. In der Fachsprache: Spiritus Vini dilutus, das ist ein normaler, unvergällter Ethylalkohol mit etwa 70 Vol.%. Man kann ihn sowohl für den innerlichen als auch – auf Hautverträglichkeit verdünnt – für den äußerlichen Gebrauch nutzen. Zumindest bei der selbstbereiteten Tinktur sollte man nicht auf andere Alkohol-Arten, wie den stärker leberschädigenden Isopropylalkohol ausweichen, der nur für äußerliche Anwendungen brauchbar ist, oder auf den normalen Kornbrannt. Er ist für viele Heilpflanzen zu wenig konzentriert und zieht die Wirkstoffe nicht vollständig aus. Zwar hat Kneipp selbst den Kornbrannt als Auszugsmittel gern verwendet, dafür aber auch relativ große Mengen an Heilpflanzen benötigt: 1-1,5 Teile Heilkräuter auf 2 Teile Kornbrannt. Den 70%igen Spiritus Vini dilutus (man nennt ihn auch „Ansatzbrannt") erhält man in Apotheken. In diesem „Ansatzbrannt" werden die fein bis feinst zerteilten Heilpflanzen oder Heilpflanzengemische angesetzt. In der Regel im Verhältnis von 1:5, das heißt: 1 Teil Heilpflanzen, fein zerkleinert, auf 5 Teile Ansatzbrannt.

Ein Beispiel soll das verdeutlichen:

Arnikawurzel...12 Teile
Arnikablüten...8 Teile
Verdünnter Alkohol...100 Teile.

Das Gemisch (es entspricht einer offizinellen Tinktur des Österreichischen Arzneimittelbuches) gibt man in eine entsprechend große dunkelgefärbte Flasche mit weitem Hals. Dann wird das Gefäß gut verschlossen, am besten mit einem eingefetteten Korken, und mindestens 6, in der Regel 20 Tage an einem Ort mit gleichmäßiger Temperatur von 20 Grad Celsius aufbewahrt. Man kontrolliert gelegentlich und schüttelt um. Dem Sonnenlicht werden solche Auszüge nur in besonderen Fällen ausgesetzt. Wenn alles fertig ist, wird durch einen guten Filter abgeseiht. Der in der Flasche verbliebene Rückstand wird ausgepreßt und mit dem Abgeseihten vereinigt. Dabei sollte man Verdunstungsverluste vermeiden, was natürlich nur dann gelingt, wenn man in der Handhabung geübt ist. Nun hat man eine 70%ige Arnikatinktur. Zu konzentriert für die äußerliche Anwendung, deshalb muß man mit destilliertem Wasser verdünnen – auf 30-40 Prozent Alkoholgehalt. Der Zusatz von 100 Milliliter destilliertem Wasser sind in den meisten Fällen also richtig. Sehr wichtig ist natürlich die exakte Beschriftung: „Arnikatinktur 35 Prozent, nur äußerlich! Abfülldatum .... Für Kinder unerreichbar aufbewahren!" Werden sie innerlich verwendet, kann man sie konzentriert belassen, da man vor dem Gebrauch ohnedies in Wasser oder Tee verdünnt.

In der gleichen Weise bereitet man alle Tinkturen. In der „Kleinen Hausapotheke" des Pfarrer Kneipp wären das die Tinkturen von Enzian, Heidelbeeren, Rosmarin, Wacholderbeeren und Wermut. Die Einzeldosen liegen zwischen 5 und 30 Tropfen. Die Wacholderbeeren werden auch äußerlich, die Wegwarte und die Arnika nur äußerlich verwendet. Von der früher oft üblichen innerlichen Anwendung der Arnika ist man abgekommen, da die Nebenerscheinungen – Magenschmerzen, Herzrhythmusstörungen – zu häufig sind. Kneipp wußte das damals schon, denn in einem Artikel aus dem Jahre 1896 schreibt er: „Innerlich darf die Arnikatinktur niemals genommen werden, da dieselbe einen gewissen Giftstoff enthält." Diese Giftstoffe – es sind mehrere – kennen wir inzwischen. Es sind sogenannte Sesquiterpenlactone. Wohl aber gehört die Arnikatinktur nach wie vor zu den beliebtesten Gurgelmitteln. Stark verdünnt (5-10 Tropfen auf 1 Glas warmes Wasser), gegen chronische Rachenentzündungen. Schlucken darf man das Gurgelwasser natürlich nicht.

Zusätzlich empfohlene Pflanzentinkturen

Die anfangs erwähnten sieben Tinkturen sind nur als engste Auswahl für „Den Inhalt einer kleinen Hausapotheke" gedacht gewesen. In seiner Praxis hat Kneipp weitaus mehr Pflanzentinkturen eingesetzt. Er nannte sie „den Schatz einer Hausapotheke", weil sie leicht herstellbar, gut dosierbar und, bei richtiger Lagerung, jahrelang ohne Wirkverlust haltbar sind. Besonders häufig verwendete er folgende Heilpflanzen zur Herstellung von Tinkturen:

Menyanthes trifoliata – Bitterklee: Als „Bitterer Geist" für den schlaffen Magen.

Centaurium minus – Tausendguldenkraut: Wie den Bitterklee für den schlaffen Magen sowie zur Steigerung des Allgemeinbefindens.

Salvia officinalis – Salbei: Gegen übermäßiges Schwitzen bei der innerlichen Anwendung, bei Kneipp zusätzlich zur Reinigung von Leber und Nieren. Als Gurgelmittel bei schmerzhafter Rachenentzündung.

Valeriana officinalis – Baldrian: Gegen Unruhezustände und nervöses Herzklopfen, bei Kneipp auch gegen Migräne (10 Tropfen Baldriantinktur in einem Eßlöffel Wasser jede halbe Stunde).

Angelica archangelica – Engelwurz: Gegen Verdauungsbeschwerden mit Blähungen, bei Kneipp eines der großen „Ausleitungsmittel", ein Mittel, das Darm und Blut von Giften befreit.

Potentilla erecta – Blutwurz: Innerlich gegen Durchfallserkrankungen, als Gurgelmittel gegen Entzündungen der Mundschleimhaut.

Plantago lanceolata – Spitzwegerich: Innerlich als schleimlösendes Mittel bei trockenem Husten, als Gurgelmittel bei belegtem Hals und Rachen.

Wie Kneipp seine Tinkturen zubereitete

Natürlich müssen wir hier auch beschreiben, wie Pfarrer Kneipp selbst Tinkturen hergestellt hat: „Man sucht unter den Kräutern, Beeren usw., aus denen man die Tinktur (den Extrakt) gewinnen will, die besten aus: die reifsten, untadelhaftesten. Diese trocknet man auf einem Brett an der frischen Luft, stets (das merke man sich gut) jedoch im Schatten, niemals an der Sonne. Beim Trocknen wird sich noch manches zeigen, was als untauglich verworfen werden muß. Nachdem die Kräuter, Beeren usw. gut getrocknet sind, zerschneide man sie wenn notwendig und bringe sie in eine verschließbare Flasche (Weinflasche). Diese nun wird mit echtem Kornbrannt – den ich allem anderen vorziehe – oder in dessen Ermangelung mit reinem Spiritus oder Fruchtbranntwein aufgefüllt und luftdicht verschlossen und für einige Zeit an einen mäßig warmen Ort gestellt. Ich habe derart gefüllte Flaschen schon ein Jahr lang und noch länger ruhig gelassen und dann erst den mit dem ausgezogenen Saft des betreffenden Heilmittels als Extrakt abgegossen. Im Not- und Bedarfsfalle kann man denselben schon nach wenigen Tagen des Ansatzes in Gebrauch nehmen. Die Tinktur nimmt man tropfenweise; in gewissen Fällen (es ist dies jedes Mal ausdrücklich angegeben) wird auf den Kaffeelöffel (kleineres Maß) und auf den Eßlöffel (größeres Maß) hingewiesen."

Die Flaschen hat er allerdings zu zwei Drittel mit dem auszuziehenden Material angefüllt. An anderer Stelle empfiehlt der österreichische Arzt Dr. *Westreicher*, ein langjähriger Freund Kneipps, 90%igen Alkohol zu verwenden. Damit muß man sehr vorsichtig sein. An einem zu warmen Aufbewahrungsort nämlich kann die verkorkte Flasche explodieren. Außerdem muß man nach Beendigung des Auszuges rückverdünnen: Auf ca. 60-70% Alkohol für die innerliche und auf ca. 35-40% Alkohol für die äußerliche Anwendung. Am besten und verläßlichsten als „Ansatzbrannt" scheint doch der 70%ige Spiritus Vini dilutus zu sein, mit dem Verhältnis von 1 Teil Heilpflanzen zu 5 Teilen Alkohol. Was aber Kneipp sehr gerne praktiziert hat, war der Ansatz von Heilpflanzen in Wein. Auf diese Weise erhält man die Elixiere.

Tinkturen aus Pflanzengemischen

Kneipp selbst und einige an Heilpflanzen interessierte Ärzte aus seinem Freundeskreis haben noch eine Reihe von Tinkturen verschiedenster Pflanzen oder Pflanzengemische erprobt und beschrieben. Darunter natürlich die Kamille (Matricaria chamomillae), die blähungswidrigen Doldenblütler Kümmel (Carum carvi) und Fenchel (Foeniculum vulgare) und viele andere, sowohl für innerliche als auch für äußerliche Anwendungen. In der Zeit nach der Gründung des „Internationalen Vereines Kneipp'scher Ärzte" Anfang 1894 (2. Februar, Maria Lichtmeß), findet man in den Folgen des nun im 2-Wochen-Abstand erscheinenden „Central-Blattes" viele interessante Rezepte. Einige Beispiele: Bitterklee, Tausendguldenkraut und Wermut als Tinktur gegen Kopfschmerzen. Angelika, Wacholderbeeren, Salbei und Wermut als Tinktur zur Entgiftung. Hagebutten, Wacholderbeeren und Wermut gegen Blasenleiden. Enzian, Bitterklee, Wermut, Wacholderbeeren und Tausendguldenkraut als „vielfach erprobtes und bewährtes Magenmittel". Ein Satz aus einer kurzen Zusammenfassung über solche gemischten Kräutertinkturen (in der No. 7/1894 des „Centralblattes") ist bemerkenswert: „Wer gute Gedanken hat, kann auch durch andere Tinkturen seine Hausapotheke bereichern." Natürlich gab und gibt es solche guten Gedanken. Deshalb können wir das Kapitel „Tinkturen" der Kneipp-Apotheke mit brauchbaren Gemischen ergänzen.

Für die innerliche Anwendung

Magentropfen:

1. Bei momentaner Unpäßlichkeit Kamillenblüten, Pfefferminzblätter und Melissenblätter zu gleichen Teilen.
2. Gegen Magenkrämpfe Kamillenblüten, Pfefferminzblätter, Kümmelfrüchte und Fenchelfrüchte zu gleichen Teilen.
3. Gegen Blähungen Kamillenblüten, Kümmelfrüchte und Baldrianwurzel zu gleichen Teilen.

Die Magentropfen 1-3 nimmt man bei Bedarf. Die Dosis liegt zwischen 10 und 30 Tropfen, verdünnt in etwas Wasser oder Tee.

4. Gegen Appetitlosigkeit und zur Anregung der Magensaftbildung Enzianwurzel, Tausendguldenkraut und Pfefferminzblätter zu gleichen Teilen.

5. Zur Verbesserung der Verdauungsleistung Engelwurz, Kalmuswurzelstock und Wermutkraut zu gleichen Teilen.

Die Magentropfen 4 und 5 nimmt man vor den Mahlzeiten, allenfalls kurmäßig für die Dauer von 4-6 Wochen. Die Dosis liegt ebenfalls zwischen 10 und 30 Tropfen in etwas Wasser oder Tee.

Neben diesen einfachen Gemischen zu gleichen Teilen gibt es auch recht diffizile Magentropfen. Ein Beispiel:
Wermutkraut...10 Teile
Bitterorangenschale...5 Teile
Kalmuswurzelstock...2 Teile
Enzianwurzel...2 Teile
Ceylonzimtrinde...1 Teil
auf 100 Teile verdünnten = 70%igen Alkohol.

Diese Tinktur ist als Tinctura Absinthii composita – zusammengesetzte Wermuttinktur offizinell. Das heißt, sie ist in das amtliche Arzneibuch aufgenommen und zählt zu den apothekenüblichen Zubereitungsformen. Damit sie auch für den Handel freigegeben werden darf, müssen bestimmte prüfbare Werte erfüllt sein. Die „Zusammengesetzte Wermuttinktur" muß einen „Bitterwert" von mindestens 1000 besitzen – in tausendfacher Verdünnung noch deutlich bitter schmecken. Dann ist auch eine echte Wirkung zu erwarten.

Durchfalltropfen:

1. Gegen leichte Sommerdurchfälle Blutwurz, Heidelbeeren und Kamille zu gleichen Teilen.
2. Gegen Durchfälle mit Schwäche Blutwurz, Enzianwurzel und Wermutkraut zu gleichen Teilen.

Bei Durchfällen – das darf nicht vergessen werden – muß man auch den Flüssigkeits- und Mineralstoffverlust ausgleichen. Dafür gibt es eine „Bilanzierte Trinklösung", die von der Weltgesundheitsorganisation zusammengestellt wurde:

3,5 g Natriumchlorid (Kochsalz)
2,5 g Natriumbikarbonat (Speisesoda)
1,5 g Kaliumchlorid
20 g Glukose (Traubenzucker)

Zu lösen in 1 Liter Wasser oder dünnem Tee aus Pfefferminzblättern und Fenchelfrüchten zu gleichen Teilen.

Galletropfen:

1. Gegen schmerzhafte Krämpfe Pfefferminzblätter, Schöllkraut und Mariendistelsamen zu gleichen Teilen.
2. Zur Verbesserung des Galleflusses Erdrauchkraut, Schafgarbenkraut und Schöllkraut zu gleichen Teilen.
3. Zur allgemeinen Anregung der Verdauung Tausendguldenkraut, Wermutkraut, Schöllkraut, Fenchelfrüchte und Schlehdornblüten zu gleichen Teilen.

Nerventropfen:

1. Gegen Schlaflosigkeit und Nervosität Baldrianwurzel, Hopfenzapfen und Melissenblätter zu gleichen Teilen.
2. Zur Kräftigung Haferkraut, Johanniskraut und Rosmarinblätter zu gleichen Teilen.
3. Gegen nervöse Verdauungsbeschwerden Hopfenzapfen, Baldrianwurzel, Engelwurz, Melissenblätter und Bitterorangenblüten zu gleichen Teilen.

Für die äußerliche Anwendung

1. Gegen rheumatische Beschwerden Bilsenkraut, Beinwellwurzel und Arnikablüten zu gleichen Teilen.
Oder: Wacholderbeeren und Beinwellwurzel zu gleichen Teilen.
2. Gegen schlechte Durchblutung Blutwurzel, Kalmuswurzelstock und Arnikablüten zu gleichen Teilen.
3. Gegen Hautflechten Erdrauchkraut, Wildes Stiefmütterchenkraut und Walnußblätter zu gleichen Teilen.

Bei Tinkturen zur äußerlichen Anwendung darf man nicht vergessen, den 70%igen Auszug mit destilliertem Wasser auf Hautverträglichkeit zu verdünnen, wenn sie für Einreibungen gedacht sind. Wenn man einen Aufschlag mit einem durchtränkten Leinenlappen anlegen will, dann nimmt man am besten einen halben Eßlöffel der Tinktur auf einen halben Liter Wasser.

Zusatz von aromatischen Ölen

Von Kneipp wird die Einreibung mit Kampfer sehr empfohlen. Als „Kampfer-Spiritus" gegen Quetschungen oder zur Stärkung von Gelenken. Dieser Kampfer-Spiritus wird wie eine Tinktur hergestellt, doch nimmt man geringere Mengen des Heilmittels: Etwa 20 Gramm auf einen halben Liter 70%igen Alkohol. Oder man bereitet das „Kampfer-Öl": Dazu wird das Holz des Kampferbaumes (Cinnamomum camphora) mit Wasserdampf destilliert. Auf diese Weise gewinnt man den Kampfer. Ein Stück davon wird in Mandelöl (Oleum Amygdalae) solange verrieben, bis es völlig aufgelöst ist. Das Kampfer-Öl war für Kneipp die beste Einreibung bei Rheumatismus und Rückenschmerzen. Alkoholische Einreibungen werden oft sinnvoll mit den durch Wasserdampf-Destillation gewonnenen aromatischen Ölen aufgewertet. Die austrocknende Wirkung der reinen alkoholischen Tinktur fällt dann weg. Man braucht nur ganz geringe Mengen von aromatischen Ölen, die man den für die äußerliche Anwendung gedachten Tinkturen beimischt: Einige Tropfen auf 100 Milliliter Tinktur. Diese aromatischen Öle nennt man „Aetherolea" = ätherische Öle. Man erhält sie in Apotheken:

Aetheroleum Anisi – ätherisches Anisöl
Aetheroleum Aurantii floris – ätherisches Orangenblütenöl
Aetheroleum Caryophylli – ätherisches Nelkenöl
Aetheroleum Chamomillae – ätherisches Kamillenöl
Aetheroleum Citri – ätherisches Zitronenöl
Aetheroleum Citronellae – ätherisches Citronellenöl
Aetheroleum Eucalypti – ätherisches Eukalyptusöl
Aetheroleum Juniperi – ätherisches Wacholderöl
Aetheroleum Melissae – ätherisches Melissenöl
Aetheroleum Lavandulae – ätherisches Lavendelöl
Aetheroleum Menthae – ätherisches Pfefferminzöl
Aetheroleum Pini pumilionis – ätherisches Latschenkieferöl
Aetheroleum Rosmarini – ätherisches Rosmarinöl
Aetheroleum Thymi – ätherisches Thymianöl

Einige von ihnen sind auch für den innerlichen Gebrauch. Allerdings in wirklich winzigen Dosen von 1-2 Tropfen in einer alkoholischen Lösung. Der „Klosterfrau-Melissengeist" zum Beispiel ist aus Melissenöl, Alkohol und einigen anderen, mehr oder weniger geheimen Zutaten hergestellt. Und der „Karmelitergeist" aus Citro-

Unerreicht sind die berühmten Pfarrer Kneipp-Pillen.

im Kurhaus der Barmherzigen Brüder und im Kneipphaus, Bachstrasse.

Unerreicht ist das allein echte Pfarrer Kneipps Brennessel-Haarwasser

Das Kneipp'sche Wasserheilverfahren

in Verbindung mit einer rationellen Kräuterkur von Kuranstaltsbesitzer LUD. GEROMILLER Kurort Wörishofen (Bayern).

480 Seiten Groß-Oktav mit über 300 Abbildungen im Texte und 6 farbigen Tafeln. Preis broschiert Mk. 5.—, in feinem Leineneinband Mk. 6.—.

Zu beziehen durch die

Kneipp'sche Kuranstalt L. GEROMILLER, Wörishofen.

Abb. 5:
Ankündigung des Buches „Das Kneipp'sche Wasserheilverfahren in Verbindung mit Kräutern" von Ludwig Geromiller, dem langjährigen Verfasser der Artikelserie „Heilkräuter" und „Giftkräuter" aus der Zeitschrift die „Kneipp-Kur" um das Jahr 1910.

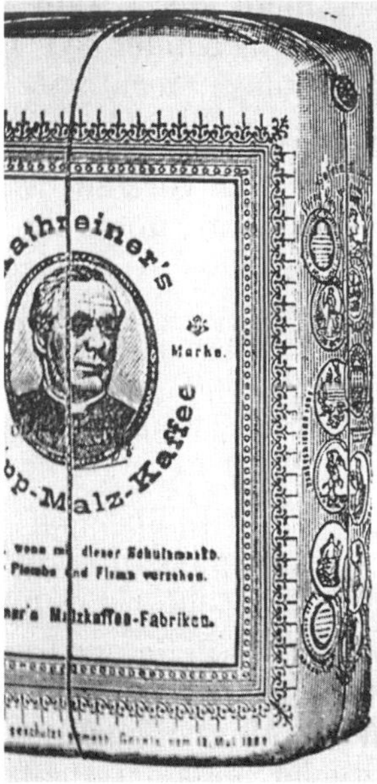

Zur Klarstellung.

In neuerer Zeit mehren sich wieder die Fabrikanten, welche geröstetes Getreide (Gerste, Malz, Weizen usw.) anpreisen und mit dieser Anpreisung die beiden Bücher ‚So sollt ihr leben‘ und ‚Meine Wasserkur‘, oft auch meinen Namen derart verquicken, dass das Publikum glauben muss, es liege für alle diese Fabrikate eine besondere Empfehlung von mir vor.

Ich muss deshalb erklären, dass ich allen diesen Fabrikaten fernstehe, **mit Ausnahme desjenigen der Firma Kathreiner in München.** Ich trinke diesen Malzkaffee selbst jeden Tag, ebenso wird er im Kinderasyl und im Kurhaus verwendet. Auf Grund dieser Erfahrungen kann ich ihn deshalb bestens empfehlen.

Wörishofen, den 21. Januar 1893.

gez. **S. Kneipp,** Pfarrer.

Abb. 6:
Anzeige „Zur Klarstellung" von S. Kneipp.

nellenöl, welches aus dem Citronellgras (Andropogon nardus aus Ceylon) destilliert wird. Dazu auch Muskatöl, Zimtöl und Nelkenöl, alles in Alkohol. Das genaue Rezept:

Ätherisches Citronellenöl...0,5 Teile
Ätherisches Nelkenöl...0,5 Teile
Ätherisches Muskatöl...0,5 Teile
Ethylalkohol...700 Teile
Destilliertes Wasser...298 Teile

Die Zubereitung:
Zuerst werden die ätherischen Öle in Äthylalkohol (95 Vol%) gelöst, dann wird das destillierte Wasser unter kräftigem Schütteln allmählich zugegeben. Der Öl-Anteil macht hier nur 2 von 1000 Teilen aus und trotzdem der bekannt aromatische Geschmack!

Diese Spezialitäten gab es schon zu Zeiten Kneipps, und er wird sie sicher erprobt haben. Die Kombination von ätherischem Öl und Alkohol nennt man „Spiritus" – zu deutsch „Geist". Spiritus Melissae compositus = Karmelitergeist. Oder Spiritus Menthae = Pfefferminzgeist, hergestellt aus 10 Teilen ätherischen Pfefferminzöl und 90 Teilen Alkohol. In diesem Fall ist der Öl-Anteil bedeutend größer. Es gibt verschiedene Kombinationen. Ein interessantes Beispiel ist das Gemisch von 2 ätherischen Ölen, 1 Spiritus und 1 Tinktur:

Lavendelöl...0,5 Teile
Kalmusöl...0,5 Teile
Enziantinktur...10 Teile
Rosmarinspiritus...89 Teile

Das dritte Öl ist im Rosmarinspiritus versteckt. Das Gemisch dient als Einreibung gegen Haarausfall. Vor Gebrauch schütteln und den Kopf damit kräftig einreiben. Bei Rezepten dieser Art steht in alten Kräuterbüchern oft der Zusatz: „Wirkt verläßlich – so Gott hilft." Dann weiß man, daß es sich um die Randbemerkung eines glatzköpfigen Kräuterbuch-Abschreibers handelt, der die Mischung an sich selbst ausprobiert hat und dem die Hilfe Gottes leider versagt blieb.

Tab. 1: Die Tinkturen der Kneipp'schen „Kleinen Hausapotheke"

Lateinische Bezeichnung	*Deutsche Bezeichnung*	*Anwendungsgebiet*
Tct. Arnicae	Arnika-Tinktur	nur äußerlich bei Stauchungen
Tct. Gentianae	Enzian-Tinktur	Magenkräftigung
Tct. Myrtilli (fruct.)	Heidelbeeren-Tinktur	Durchfälle
Tct. Rosmarini	Rosmarin-Tinktur	Kreislauf-Kräftigung
Tct. Juniperi	Wacholder Tinktur	Entschlackung
Tct. Cichorii	Wegwarten-Tinktur	äußerlich bei Rheuma
Tct. Absinthii	Wermut-Tinktur	Verdauungshilfe Reiseübelkeit

Tab. 2: Weitere von Kneipp häufig empfohlene einfache Tinkturen

Lateinische Bezeichnung	*Deutsche Bezeichnung*	*Anwendungsgebiet*
Tct. Menyanthi fibrini	Bitterklee-Tinktur	„Bitterer Geist" für Magen und Darm
Tct. Centaurii	Tausendguldenkraut-Tinktur	Magenkräftigung Allg. Tonikum
Tct. Angelicae	Angelika-Tinktur	Verdauungshilfe Entgiftung
Tct. Salviae	Salbei-Tinktur	Magen, Entgiftung Gurgelmittel-Zusatz
Tct. Chamomillae	Kamillen-Tinktur	Magenkrämpfe
Tct. Carvi	Kümmel-Tinktur	Blähungen, Krämpfe
Tct. Foeniculi	Fenchel-Tinktur	Blähungen, Krämpfe
Tct. Tormentillae	Blutwurz-Tinktur	Durchfälle
Tct. Plantaginis lanc.	Spitzwegerich-Tinktur	Bronchitis, Gurgelmittel-Zusatz
Tct. Valerianae	Baldrian-Tinktur	Nervosität, Migräne

Tab. 3: Von Kneipp häufig empfohlene gemischte Tinkturen (zu gleichen Teilen)

Lateinische Bezeichnung	*Deutsche Bezeichnung*	*Anwendungsgebiet*
Tct. Chamomillae Menthae Melissae	Kamillen- Minzen- Melissen-Tinktur	Magenbeschwerden Blähungen
Tct. Chamomillae Menthae Carvi Foeniculi	Kamillen- Minzen- Kümmel- Fenchel-Tinktur	Magenkrämpfe Blähungen
Tct. Chamomillae Carvi Valerianae	Kamillen- Kümmel- Baldrian-Tinktur	Nervöser Magen Schwäche
Tct. Gentianae Trifolii fibrini Absinthii Centaurii Juniperi	Enzian- Bitterklee- Wermut- Tausendguldenkraut- Wacholder-Tinktur	Allgemeine Magen- und Darm-Tinktur Schwäche
Tct. Angelicae Absinthii Salviae Juniperi	Angelika- Wermut- Salbei- Wacholder-Tinktur	Entgiftungs-Tinktur über Magen, Darm und Niere
Tct. Trifolii fibrini Centaurii Absinthii	Bitterklee- Tausendguldenkraut- Wermut-Tinktur	Kopfschmerzen

Tab. 4: Weitere zu gleichen Teilen gemischte Tinkturen (im Sinne Kneipps)

Lateinische Bezeichnung	*Deutsche Bezeichnung*	*Anwendungsgebiet*
Tct. Chamomillae Menthae pip. Melissae	Kamillen- Pfefferminz- Melissen-Tinktur	Verdorbener Magen Magenschmerzen
Tct. Chamomillae Menthae pip. Carvi Foeniculi	Kamillen- Pfefferminz- Kümmel- Fenchel-Tinktur	Magenkrämpfe Blähungen
Tct. Chamomillae Carvi Valerianae	Kamillen- Kümmel- Baldrian-Tinktur	Blähungen Nervöser Magen
Tct. Centaurii Gentianae Menthae pip.	Tausendguldenkraut- Enzian- Pfefferminz-Tinktur	Appetitlosigkeit Saft- und kraftloser Magen
Tct. Angelicae Calami Absinthii	Angelika- Kalmus- Wermut-Tinktur	Verdauungsschwäche
Tct. Tormentillae Myrtilli (fruct.) Chamomillae	Blutwurz- Heidelbeeren- Kamillen-Tinktur	Durchfall (Sommerdurchfall)
Tct. Tormentillae Gentianae Absinthii	Blutwurz- Enzian- Wermut-Tinktur	Durchfall und allgemeine Schwäche
Tct. Menthae pip. Cardui mariae Chelidonii	Pfefferminz- Mariandistelsamen- Schöllkraut-Tinktur	Gallenkrämpfe
Tct. Fumariae Millefolii Chelidonii	Erdrauchkraut- Schafgarben- Schöllkraut-Tinktur	Regulierung des Galleflusses
Tct. Centaurii Absinthii Foeniculi Pruni spinosae	Tausendguldenkraut- Wermut- Fenchel- Schlehdornblüten-Tinktur	Allgemeine Anregung der Verdauung
Tct. Valerianae Lupuli Melissae	Baldrian- Hopfen- Melissen-Tinktur	Schlaflosigkeit Nervosität
Tct. Avenae Hyperici Rosmarini	Haferkraut- Johanniskraut- Rosmarin-Tinktur	Nervöse Kraftlosigkeit Rekonvaleszenz
Tct. Lupuli Valerianae Angelicae Aurantii Melissae	Hopfen- Baldrian- Angelika- Bitterorangen- Melissen-Tinktur	Nervöse Verdauung Streß-Überempfindlichkeit

Tab. 5: Tinkturen für den äußerlichen Gebrauch (Einreibungen)

Lateinische Bezeichnung	*Deutsche Bezeichnung*	*Anwendungsgebiet*
Tct. Hyoscyami Symphyti Arnicae	Bilsenkraut- Beinwell- Arnika-Tinktur	Rheuma, Gelenke
Tct. Juniperi Symphyti	Wacholder- Beinwell-Tinktur	Rheuma, Gelenke
Tct. Tormentillae Calami Arnicae	Blutwurz- Kalmus- Arnika-Tinktur	Durchblutungsstörung Frostbeulen
Tct. Juglandis Violae tricoloris Fumariae	Walnußblätter- Ackerstiefmütterchen- Erdrauchkraut-Tinktur	Hautflechten

Die Zubereitung erfolgt mit auf 70 Vol% verdünntem Alkohol, wie auf S. 25 beschrieben. Allerdings muß man nach der Herstellung auf Hautverträglichkeit verdünnen: Mit der gleichen Menge destilliertem Wasser, so daß eine etwa 35%ige Einreibung entsteht.

Da rein alkoholische Einreibungen die Haut austrocknen, werden die Tinkturen mit geringen Mengen an aromatischen Ölen aufgewertet. Kampferöl, Wacholderöl, Pfefferminzöl, Melissenöl, Citronellenöl, Bilsenkrautöl, Kalmusöl und Rosmarinöl sind häufig gebraucht. Die ätherischen Öle werden meist durch Destillation mit Wasserdampf aus den reifen, frischen Heilpflanzenteilen gewonnen. Auch Kneipp war der Meinung, man besorge sie sich am besten in der Apotheke.

Vorsicht: Innerlich genommen, wirken viele reine ätherische Öle in manchmal schon relativ geringen Dosen giftig.

Heilpflanzen für die Anwendung als Tee

Von der Anzahl der Mittel her gesehen nimmt das Fach „Die Theesorten" bei Pfarrer Kneipps kleiner Hausapotheke den breitesten Raum ein. Es sind 35 einzelne Heilpflanzen und zwei Tee-Gemische verzeichnet. Die Einteilung wird in der alphabetischen Reihenfolge der deutschen Namen der Pflanzen erstellt. Seine beiden Mischungen „Wühlhuber I" und „Wühlhuber II" hat Kneipp in das Fach des Buchstaben „W" gereiht, weil ein dankbarer Patient sie so benannt hat. Es sind die großen Entschlackungstees, die nur selten und nur kurzfristig verwendet werden dürfen. Kneipp hat wohl auch andere Tee-Mischungen empfohlen und im Kurgebrauch verwendet, in seiner „Kleinen Hausapotheke" aber spielen die Einzelpflanzen die dominierende Rolle. Die Einteilung nach dem deutschen Alphabet war damals sinnvoll, da sich der Leser erst am Namen der Pflanze orientieren und dann in einem der Bücher Kneipps über Anwendungsbereich und Handhabung informieren konnte. Das können wir heute nicht mehr voraussetzen – nicht jeder besitzt Kneipps „Meine Wasserkur". (Jeder könnte sie besitzen: Es gibt eine sehr preiswerte faksimilierte Ausgabe.) Hier ist es jedenfalls besser, wenn man nach Anwendungsgebieten einteilt, und die Pflanzen, die Sebastian Kneipp in seiner „Kleinen Hausapotheke" anführt, in Blöcke zusammenfaßt. Der größte Block steht am Anfang: Er umfaßt die Heilpflanzen mit vorwiegender Wirkung auf Magen/Leber/Galle/Bauchspeicheldrüse/Darm, also auf die Verdauung schlechthin.

Heilpflanzen mit vorwiegender Wirkung auf den Verdauungstrakt

Für den akuten Magen

Die echte Kamille – Matricaria Chamomillae
Der verwendete Pflanzenteil ist die Blüte – Matricariae flos. Die drei Hauptwirkungen: Entzündungshemmend, krampflösend und blähungswidrig. Die Kamille ist das Mittel für die akute Magenverstimmung. Bei Kneipp auch eines der Hauptmittel gegen Erkältungen. Für die Wirkung ist eine Reihe von Inhaltsstoffen verantwortlich, die man auch heute noch nicht alle kennt. Im Vordergrund dürften das Kamillen-Blau, das Cham-Azulen stehen, welches gegen Entzündungen wirkt. In jüngerer Zeit hat man einen zweiten besonderen Stoff gefunden, das alpha-Bisabolol. Er schützt vor der Entstehung von Magen- und Darmgeschwüren. Ein dritter wichtiger Wirkstoff ist das Apigenin; es hilft, die Widerstandskraft des Körpers zu verbessern. Man verwendet die Kamille (meist zusammen mit Pfefferminze und Melisse) gegen den verdorbenen Magen. Für sich allein auch kurmäßig bei Neigung zu Magen- und Darmgeschwüren, die sich meist im Frühjahr und im Herbst bemerkbar machen mit Schmerzen und verstärkter Anfälligkeit gegen psychische Belastungen – „es schlägt sich alles auf den Magen". Dann führt man vorbeugend oder behandelnd eine sogenannte „Rollkur" durch.

Eine Tasse trinkwarmer Kamillentee wird in Etappen nüchtern getrunken: Die ersten Schlucke auf dem Rücken liegend. Man wartet einige Minuten, bis der Tee die Schleimhaut der Magenhinterwand benetzt hat. Dann rollt man sich auf die rechte Seite, nachdem man die nächsten Schlucke getrunken hat. Wieder einige Minuten warten. Dann auf den Bauch rollen und schließlich auf die linke Seite. So wird der ganze Schleimhautbereich mit einem Schutzfilm aus den Heilstoffen der Kamille benetzt. Voll wirksam ist die Rollkur, wenn man sie vor jeder größeren Mahlzeit durchführt. Viele aber nutzen sie nur morgens – auch das ist von Wert. Kneipp hat einmal das Wort geprägt, man solle einen Heil-Tee „diätetisch" genießen. In kleinsten Schlucken oder, noch besser, mit dem Strohhalm. Das ist von großem Vorteil: Der Magenausgang bleibt offen und die Tee-Flüssigkeit rieselt unbehindert in den Zwölffingerdarm. Wenn man dagegen einen zu großen Schluck auf einmal nimmt, schließt sich der Magenausgang sofort, und der Zwölffingerdarm, der es beson-

Inhalt einer kleinen Hausapotheke.

I. Tinkturen von
Arnika,
Enzian,
Heidelbeeren,
Rosmarin,
Wachholderbeeren,
Wegwart,
Wermuth.

II. Thee von
Angelika,
Anserine,
Attich,
Augentrost,
Baldrian,
Bitterklee,
Brennessel,
Dornschlehblüthen,
Eibisch,
Eichenrinde,
Erdbeeren,
Hagebutten,
Hollunder,
Huflattich,
Johanniskraut,
Kamille,
Lindenblüthen,
Lungenkraut,
Malve,
Minze,
Mistel,
Rosmarin,
Raute,
Salbei,
Schafgarbe,
Schlüsselblume,
Spitzwegerich,
Tausendguldenkraut,
Veilchen,
Wachholderbeeren,
Waldmeister,
Wegwart,
Wermuth,
Wollkraut,
Wühlhuber,
Zinnkraut.

III. Pulver von
Alaun,
Aloë,
Angelika,
Attich,
Augentrost,
Baldrian,
Fenchel,
Foenum graecum,
Huflattich,
Leinsamen,
Minze,
Salbei,
Santala,
Wermuth; ferner
Knochenpulver,
Kohlenstaub,
Kreidemehl.

IV. Oele von
Anis,
Fenchel,
Kampher,
Raute,
Wachholderbeeren;
ferner
Mandelöl,
Nelkenöl,
Salatöl,
Spicköl.

Abb. 7:
Inhalt einer kleinen Hausapotheke aus „Meine Wasserkur".

ders braucht, bekommt nichts. Daran sollte man denken. Eine Rollkur mit Kamille führt man über mehrere Wochen durch. Am besten im angehenden Frühjahr und im Herbst. Kneipp, der die Kamille ganz außerordentlich schätzte, schreibt an einer Stelle, sie sei so bekannt, daß es „überflüssig erscheint, darüber ein Weiteres zu sagen". Natürlich hat er recht. Heute aber stehen wir vor der Einsicht, daß wir ausgerechnet von der Kamille bei weitem noch nicht alles wissen, daß sogar Überraschungen möglich sind, daß vielleicht noch besondere, bisher unbekannte Wirkstoffe in ihr entdeckt werden könnten. Jedenfalls gilt die Kamille als Paradebeispiel für eine Heilpflanze, bei der die Gesamtwirkung mehr bringt, als von der Summe der (bekannten und noch nicht bekannten) Inhaltsstoffe zu erwarten ist.

Die Pfefferminze – Mentha piperita
Der verwendete Pflanzenteil ist das Blatt – Menthae piperitae folium. Die Pfefferminze wirkt wie die Kamille entzündungshemmend, krampflösend und blähungswidrig. Zusätzlich aber besonders schmerzstillend und, über den Magen-Darm-Bereich hinausgehend, auch auf die Galle. Ihr Hauptwirkstoff Menthol wird über die

Gallenflüssigkeit ausgeschieden und schützt sie vor Infekten. In dieser Hinsicht ergänzt die Pfefferminze die Kamille. Kneipp kannte verschiedene Minze-Unterarten und beschreibt sie auch: die Wirkung gegen Magenübelkeit, die schmerzstillende Wirkung, die Wirkung gegen üblen Atem und die allgemein kräftigende Wirkung. „Daß jede Hausfrau mit der Raute (Ruta graveolens) diesem wohledlen Pflänzchen ein Eckchen im Garten anweisen möge..."

Die Pfefferminze gibt es bei uns erst seit dem 17. Jahrhundert. Sie ist bereits hochgezüchtet und entsprechend empfindlich – wer sie im Garten züchtet, muß sie jedes zweite Jahr umpflanzen, da sie sich sonst in eine weniger wertvolle Unterart rückbildet.

Inzwischen gibt es die noch stärker wirkende japanische Minze (Mentha japonica), doch die Unterschiede sind nicht groß. Entscheidend ist nach heutigem Wissen der Gehalt an Menthol, dem ätherischen = flüchtigen Öl der Blätter. Deshalb wird auch das Menthol ausgezogen und für sich allein angeboten als (nahezu) wirkungsgleich mit der Pflanze. Ein interessanter Gegensatz zur Kamille: Dort ist die Einheit der Heilpflanze, hier ein spezifischer Stoff verantwortlich für die Gesamtwirkung.

Verwendet wird die Pfefferminze wie die Kamille: 1-2 Teelöffel pro Tasse, Zubereitung durch Überbrühen, gedeckt ziehen lassen, abseihen und in kleinen Schlucken „diätetisch genießen".

Die Melisse – Melissae officinalis
Der verwendete Pflanzenteil ist das Blatt – Melissae folium. Die Melisse wirkt krampflösend und vor allem gegen „psychosomatisch" ausgelöste Beschwerden im Magen-Darm-Trakt. Darüber hinaus auch gegen alle streßbedingten Erscheinungen: Herzklopfen, Kreislaufschwäche, Denkhemmung usw. Man hat den Wirkmechanismus der Melisse heute weitgehend aufgeklärt: Eine direkte Reizung der Nervenenden am Gaumen beginnt schon mit dem ersten Kontakt. Von hier werden die streßüberempfindlichen Areale im Gehirn gedämpft. Kneipp verordnete den Melissen-Tee gegen alle Formen von „gestörter Nerventätigkeit": Hysterie, Magenkrampf, Krampf- und Blähungskolik, nervösem Zahn-, Ohren- und Kopfweh.

Die Melisse gehört mit Kamille und Pfefferminze zur Abrundung als Mittel gegen Magen- und Darmbeschwerden. Sie fängt den nervösen Teil ab. Bei ihr nimmt man heute eine bestimmte Auswahl von etwa 5-7 Molekülen als entscheidend für die Gesamtwirkung an. Die gemeinsamen Eigenschaften von Kamille, Pfefferminze und Melisse ergänzen sich durch ihre jeweiligen Schwerpunkte. Deshalb verwendet man gerne das Gemisch zu gleichen Teilen. Dabei werden 2 Teelöffel pro Tasse überbrüht, 10 Minuten gedeckt ausgezogen, abgeseiht und trinkwarm (aber nicht heiß) „diätetisch" getrunken.

Heilpflanzen gegen Blähungen

Eine ganze Reihe von verschiedenen Heilpflanzen besitzt eine blähungswidrige Wirkung. In der Regel ist das ätherische Öl dafür verantwortlich, so daß man in Anwendung einer Faustregel sagen kann: Aromatisch duftende Heilpflanzen wirken „karminativ", sie „reinigen" Magen und Darm von Gasansammlungen (carminare = reinigen). Alle Heilpflanzen mit dieser Eigenschaft nennt man *Karminativa.* Dazu gehören die Kamille, die Pfefferminze und die Melisse, die wegen ihrer Hauptwirkung zu den Magenmitteln zählen; weiterhin die Angelika, der Wermut und die Schafgarbe, die als aromatische Bittermittel mehr als Magen- und Gallemittel geführt werden. Auch die Lauch-Arten, wie Knoblauch, Bärlauch, Schnittlauch und Zwiebel besitzen die Vorstufen ätherischer Öle, die Lauchöle. Auch sie können, wenn sie sich erst einmal gebildet haben, Gasblasen auflösen.

Neben diesen Heilpflanzen mit durchaus bemerkenswerten blähungswidrigen Eigenschaften, die aber aufgrund einer anderen Hauptwirkung nicht eigens bei den Karminativa eingeteilt werden, gibt es die Karminativa im engeren Sinn: Die Doldengewächse Kümmel, Fenchel, Anis und Koriander. Bei ihnen ist die blähungswidrige Wirkung zugleich eine Hauptwirkung. Daneben besitzen sie eine bemerkenswert gute antiseptische Wirkung. Bei Gärungsprozessen in Magen oder Darm ist das von großem Wert, weil die Ausbreitung von Schadbakterien dadurch gebremst wird. Beim Anis und beim Fenchel kann man von einer zweiten Hauptwirkung sprechen: Die Auflösung von zähem Bronchialsekret. Deshalb findet man diese beiden Pflanzen auch bei den „Expektorantien", den Aushustmitteln. Ein Hinweis, wie verschieden die Einsatzgebiete ein und derselben Heilpflanze sein können.

Der Kümmel – Carum carvi

Der verwendete Pflanzenteil ist die Frucht – Carvi fructus. Kneipp erwähnt den Kümmel bei der Beschreibung des Fenchels. Dabei wird er vielleicht auch den „wilden Kümmel" gemeint haben, der als viel verbreitetes Gewächs an allen Wegrändern, Gräben und Wiesen gedeiht. Dieser wilde Kümmel hat den botanischen Namen Nigellae, und der verwendete Pflanzenteil ist die Frucht – Nigellae fructus. Kneipp hat gerne alle drei stärkeren Karminativa, Kümmel, Fenchel und Anis, zu gleichen Teilen gemischt. Der Kümmel, den wir verwenden, stammt aus Kulturen, wobei die Frucht mindestens 4 Prozent ätherisches Öl enthalten muß, um als Heilpflanze zu gelten. Es gibt sogar Kümmelfrüchte mit dem doppelten Gehalt, aber nicht jeder Küchen-Kümmel erreicht die geforderten Mengen. Die Wirkung besteht in einer Anregung der Zellen von Magen und Darm. Diese produzieren daraufhin den Stoff, der Gasblasen auflöst. Deshalb ist der Kümmel bei älteren Menschen, deren Magenschleimhaut sich zurückgebildet hat, nicht mehr so gut wirksam. Für sie ist dann meist die Angelika oder auch der Rosmarin das bessere blähungswidrige Mittel.

Der Fenchel – Foeniculum vulgare

Der verwendete Pflanzenteil ist die Frucht – Foeniculi fructus. Die Wirkung entspricht der des Kümmels, nur geringfügig schwächer, was das Auflösen von Blähungen betrifft. Zu Kneipps Zeiten wird es umgekehrt gewesen sein, weil es die heutigen Kümmelsorten damals noch nicht gab, wohl aber sehr guten Fenchel. Kneipp lobt auch die krampflösenden Eigenschaften. Bei Koliken empfiehlt er 1 Eßlöffel Fenchelfrüchte in 1 Tasse Milch 5-10 Minuten lang zu sieden und dann gut warm zu trinken. Wie beim Kümmel ist das ätherische Öl für die Wirkungen verantwortlich. Auch hier gilt die Verordnung, daß ein bestimmter Mindestgehalt vorhanden sein muß, um ihn als Heilmittel deklarieren zu dürfen – je nach Land zwischen 2% (Schweiz) und 4% (Deutschland). Als Gewürz verkaufter Fenchel muß also nicht unbedingt die Anforderungen erfüllen, die an den Fenchel als Heilmittel gestellt werden.

Der Anis – Pimpinella anisum

Der verwendete Pflanzenteil ist die Frucht – Anisi fructus. Kneipp verwendet ihn wie den Fenchel. Er schreibt sogar: „Seine Wirkung auf Gase (Winde) übertrifft jene des Fenchels bei weitem." Dieser Satz wird auch heute oft zitiert; nur stimmt er nicht mehr. Es sind inzwischen über 100 Jahre vergangen, und natürlich hat sich einiges geändert. Wie auch bei den Zuchterfolgen von Pflanzensorten. Heute gilt das Wirkgefälle als blähungswidriges Mittel: Kümmel – Fenchel – Anis. Zu Kneipps Zeiten war es umgekehrt. Und in 100 Jahren kann es wieder anders sein, abhängig von neuen Zuchtergebnissen. Das Wirkgefälle als auswurfförderndes Mittel übrigens ist (bei den heutigen Sorten): Anis – Fenchel – Kümmel. Verantwortlich sind eigentlich nur kleine Unterschiede in der chemischen Struktur der Hauptwirkstoffe. Beim Kümmel heißt er Carvon, beim Fenchel Fenchon und beim Anis Transanethol. Jede der Pflanzen hat aber auch gewisse Wirkstoffmengen vom Typ der beiden anderen. Das darf nicht überraschen, denn sie haben ja einen gemeinsamen Urgroßvater. Jetzt, bei den Urenkeln, ist die Streuung eben verschieden.

Der Koriander – Coriandrum sativum
Die verwendeten Pflanzenteile sind die Früchte – Coriandri fructus. Er wird bei Kneipp nicht eigens erwähnt, wohl aber mehrfach im „Kneipp-Boten" in der Serie „für Haus und Küche". Heute ist der Koriander unter die Heilpflanzen aufgenommen wie Kümmel, Fenchel und Anis, und unter denselben Anzeigen. Hervorgehoben wird die Wirkung gegen Appetitlosigkeit. Sein Hauptwirkstoff ist Linalool, ähnlich dem Carvon, Fenchon und Transanethol von Kümmel, Fenchel und Anis.

Kamille, Pfefferminze, Melisse, die Mittel für das akute Magengeschehen, und die Doldenblütler Kümmel, Fenchel, Anis und Koriander, die Hauptmittel gegen Blähungen, sind *Aromatica.* Sie wirken in erster Linie aufgrund ihres ätherischen Öles. Andere wichtige Heilpflanzen für Magen und Darm wieder wirken aufgrund ihrer Bitterstoffe. Das sind die *Amara.* Sie unterteilt man in zwei Hauptgruppen: Die reinen Bitterstoffträger, die *Amara tonica,* welche den chronisch geschwächten Magen-Darm-Trakt anregen, und in Heilpflanzen, die sowohl einen Bitterstoff als auch ein ätherisches Öl enthalten. Das sind die *Amara aromatica.* Ihre Wirkung ist sehr breit – Magen, Darm, Leber, Galle, Bauchspeicheldrüse. Unter ihnen findet man einige der beliebtesten Heilpflanzen überhaupt. Heute wie auch zu Pfarrer Kneipps Zeiten.

Bittermittel gegen Magenschwäche

Das Tausendguldenkraut – Centaurium minus
Der verwendete Pflanzenteil ist das Kraut – Centaurii herba. Es ist eines der beliebtesten reinen Bittermittel, mit deutlich anregender

Wirkung auf die Saftproduktion des Magens und den Weitertransport des Verdauungsbreies in Magen und Darm. Neben dieser schnell eintretenden Wirkung beim überlasteten Magen kräftigt das Tausendguldenkraut auch allgemein: Das vegetative Nervensystem wird stabilisiert, die Blutbildung angeregt. Diese Wirkungen treten erst nach kurmäßiger Anwendung auf. Kneipp kannte und beschrieb alle diese Eigenschaften, obwohl er weder die wirksamen Inhaltsstoffe noch deren Wirkweise kennen konnte – die Phytochemie war damals noch nicht so weit. Zusätzlich erwähnt er die gute Wirkung gegen Hitzewallungen.

Der Bitterklee – Menyanthes trifoliata
Der verwendete Pflanzenteil ist das Blatt – Trifolii fibrini folium. Wie das Tausendguldenkraut ist der Bitterklee ein reines Bittermittel mit anregender Wirkung auf die Magenverdauung. Mit dem in Alkohol angesetzten Bitterklee bereitete Kneipp seinen „bitteren Geist, für Verdauung und gute Magensäfte". Aus der Drogenbezeichnung Trifolium fibrinum (die in diesem Fall von der botanischen Bezeichnung Menyanthes = Harz deutlich abweicht) geht eine Wirkung gegen fieberhafte Zustände hervor. Man spricht im Deutschen auch häufig vom „Fieberklee", wenn man diese Heilpflanze meint. Nun besitzt sie zwar keine direkte fiebersenkende Wirkung; wohl aber einen guten Gerbstoff neben ihrem Bitterstoffgehalt. Damit konnte man die früher in Badeanstalten sehr häufigen fieberhaften Darminfekte bekämpfen. Und das sogar in dreifacher Hinsicht: Vorbeugend, denn die Bitterstoffe heben die Bildung der Magensäure an, welche eindringende Bakterien wie Staphylokokken oder Salmonellen weitgehend entschärft; behandelnd, denn die Gerbstoffe dämmen eine bereits entstandene Entzündung im Darm ein (was die Bitterstoffe nicht können); nachsorgend, denn hier sind es wieder die Bitterstoffe, welche dem geschwächten Körper beim Wiederaufbau helfen. Im Badebetrieb in Wörishofen zählten die Bitterkleeblätter (zusammen mit den Heidelbeeren) deshalb zu den meistgebrauchten Heilpflanzen. Sie waren die „guten Geister", welche Masseninfektionen verhinderten. Bitterklee: Bitterstoffe plus Gerbstoffe; Heidelbeeren: Gerbstoffe plus antibakterieller Farbstoff.

Der Enzian – Gentiana lutea
Der verwendete Pflanzenteil ist die Wurzel – Gentianae radix. Wenn auch Kneipp die Enzianwurzel nicht in das Tee-Abteil seiner kleinen Hausapotheke eingereiht hat (sondern bei den Tinkturen), so erwähnt er doch im Text die Möglichkeit der Teezubereitung. Wir

FEST-NUMMER.

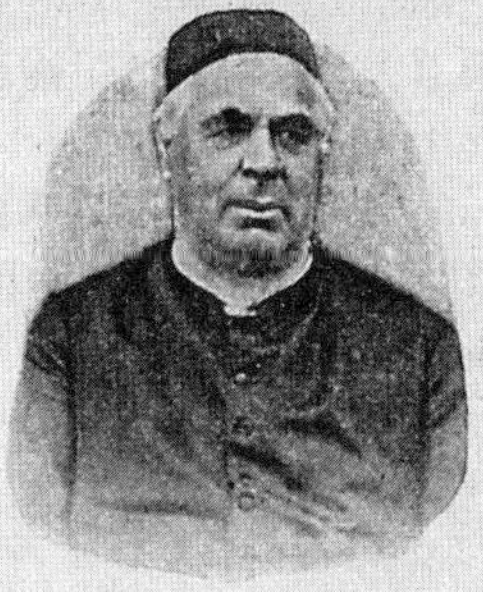

XVI · KAL · IVN
ANNO · REP · SAL · M DCCC XC IIII

MVNDI · CREATOR
ET · BONORVM · SOSPITATOR
DEVS
QVI · TIBI
SEBASTIANO · KNEIPP
HAC · DIE · VITAE · ANNVM · ACTVOSISSIMAE
EXPLERE · DEDIT · FELICITER
PERDIV
TE · NOBIS · PRAESTET · ADHVC · INCOLVMEM
CVI · VTI · MAGISTRO · GRATVLAMVR · PLAVDIMVS
QVO · DVCE · RES · MEDICA · AVCTA
QVO · SVADENTE · GENVS · HVMANVM
AD · VERAM · VITAE · SIMPLICITATEM
REDVCTVM

ALFREDVS · BAVMGARTEN.

Abb. 8:
Festnummer zu Kneipps Geburtstag.

wollen sie auf jeden Fall hier aufnehmen, denn die Enzianwurzel ist der stärkste Bitterstoffträger überhaupt. Gemessen wird das am sogenannten Bitterwert. Das ist der Verdünnungsgrad des wässrigen Extraktes einer Heilpflanze, bei dem man den bitteren Geschmack noch deutlich merkt. Einige Heilpflanzen im Vergleich:

Enzianwurzel...1:20.000
Tausendguldenkraut...1:3.500
Bitterkleeblätter...1:1.500

Das Molekül, welches am intensivsten bitter schmeckt, ist das Amarogentin. Für sich allein hat es den Bitterwert von 1:58.000.000! Die homöopathische Potenz D 7 (1:10.000.000) würde hier noch bitter schmecken, für empfindliche Menschenzungen sogar noch die Potenz D 8. Von den gegen Bitterstoffe noch weit empfindlicheren Zungen der Fische gar nicht zu reden. Die hohe homöopathische Potenz hätte in diesem Fall – um das nicht zu verwechseln – noch eine phytotherapeutische, nämlich stoffliche Wirkung. Das Amarogentin kommt in der Enzianwurzel und im Tausendguldenkraut vor. Der Hauptbitterstoff des Bitterklees heißt Menthiafolin.

Es gibt noch eine Reihe von anderen Heilpflanzen mit Bitterstoffen, wie den Baldrian, den Hopfen, den Huflattich, den Löwenzahn, die Wegwarte und viele andere. Bei ihnen spielen die Bitterstoffe eine wichtige Begleitrolle, sind aber nicht der für die Hauptwirkung verantwortliche Inhaltsstoff. In den folgenden Amara aromatica jedoch sind die Bitterstoffe und das aromatische Öl gemeinsam an der Gesamtwirkung beteiligt.

Aromatische Bittermittel gegen Verdauungsschwäche

Die Engelwurz, Angelika – Angelica archangelica
Der verwendete Pflanzenteil ist die Wurzel – Angelicae radix. Angelica archangelica heißt eigentlich Erzengel. Dementsprechend hoch stand diese Heilpflanze früher im Kurs. Sie galt als „Theriak- Mittel". Damit waren die Allheilmittel gemeint, die (wie man im Mittelalter vermutete) sogar gegen die Pest oder gegen Schlangenbisse eingesetzt werden können. Nur der Bibernelle, einer bestimmten Baldrian-Art, und einem opiumhaltigen Auszug wurden gleiche Eigenschaften nachgesagt.

Auch Kneipp hat von der Wirkung der Angelika eine hohe Meinung: „Weil das Blut aus den verschiedenen Nährstoffen bereitet wird und die Nährstoffe nicht alle gut und gesund sind für die Natur, so leitet dieser Tee die schlechten Stoffe wieder aus dem Blut." In einem Artikel „Über Verdauung, Verdauungsstörungen und Rathschläge zur Abhilfe" (1894) schreibt er: „Als die vorzüglichste Mischung von Pulvern habe ich gefunden: die Mischung von Salbei, Wermut und Angelika." Die Wirkung vergleicht er mit einer Empfehlung seines früheren Hausarztes, zur besseren Verdauung eine Stunde vor dem Essen „ein Gläschen Bier, Brot darin eingetaucht", zu sich zu nehmen. „Um wieviel mehr werden solch' kräftige Kräuter hervorbringen?" sinniert er. Offenbar hat er das Bier-Rezept auch erprobt und für gar nicht so schlecht befunden. Tatsächlich besitzt die Angelika sehr breite Verdauungswirkung: Anregung der Magensaftbildung, der Tätigkeit der Bauchspeicheldrüse, Beseitigung von Krämpfen und Blähungen. Nur die Wirkung auf die Galle ist wenig ausgeprägt. Hier ist ein anderes Amarum aromaticum führend:

Der Wermut – Artemisia absinthium
Der verwendete Pflanzenteil ist das Kraut – Absinthii herba. Er ist mehr Amarum als Aromaticum, wirkt aber durch die Sonderstellung seiner Inhaltsstoffe nahezu umfassend auf alle Oberbauchprobleme. Den Magen kräftigend, deshalb als besonderes Mittel bei der Magensenkung empfohlen, Luftblasen speziell aus dem Magen entfernend, deshalb das Mittel für die „Luftschlucker = Aerophagen." Die Galle wird sinnvoll angeregt. Die Gallebildung in den Leberzellen, der Abtransport durch die Gallengänge und die Nutzung der in der Gallenblase gespeicherten Galle. Dabei ist der Wermut diesbezüglich gar nicht einmal die stärkste Heilpflanze. In der Zusammenfassung der einzelnen Schritte von Galleproduktion und -förderung aber wirkt er am körpergerechtesten.

Kneipp erwähnt auch eine gute Wirkung bei der Melancholie, der Schwermut, die nach *Hippokrates* auf eine zu schwere und zu dunkle Galle zurückzuführen ist. Dazu muß man wissen, daß man den Begriff Melancholie im vorigen Jahrhundert auf die altersbedingte Schwermut beschränkte, und nicht wie heute als Synonym für Depression schlechthin verwendete. Nun ist der Wermut wirklich eines der Mittel, das speziell beim älteren Menschen auch psychisch aufhellend wirkt. Kneipp hat ihn ganz besonders geschätzt. 1895 verfaßte er über den Wermut einen Artikel im Centralblatt, der so beginnt: „Wenn es gebräuchlich wäre, einigen hervorragenden Pflanzen Triumphsäulen zu errichten, um dadurch die großen Wirkungen der Pflanzen auszusprechen, so wäre ich dabei, dem Wermut so eine Säule zu errichten, und würde selbst noch mithelfen, um dadurch den Schöpfer zu loben und zu preisen, daß er so viel in die Schöpfung gelegt hat, das für uns arme Erdenpilger so viel Vorteil und Nutzen bringt. Wenn ich von recht vielen Pflanzen, die ich durch Jahre auf das sorgfältigste geprüft habe, die Wirkungen kenne, so gehört der Wermut doch zu den wirksamsten und sollte deshalb in keiner Familie fehlen, um vielen Gebrechen und Leiden rasch eine Hilfe bringen zu können."

Die Schafgarbe – Achillea millefolium

Der verwendete Pflanzenteil ist das Kraut – Millefolii herba. Auch die Schafgarbe ist in der kleinen Hausapotheke angeführt. Im Text des Buches aber erwähnt Kneipp sie eigentlich nur als Ersatz für das Johanniskraut (Hypericum perforatum). Heute könnten wir das aufgrund unserer besseren Kenntnis der wirksamen Inhaltsstoffe und deren Wirkweise etwas anders sehen und jeder der beiden Heilpflanzen ihren eigenen Platz einräumen. Interessant ist, daß beide, das Johanniskraut und die Schafgarbe, eine besondere Nebenwirkung gemeinsam haben: Sie erhöhen die Empfindlichkeit gegen Sonnenbestrahlung, wenn man sie innerlich, als Tee zum Beispiel, in größeren Dosen über längere Zeit verwendet. Wenn man sich dann in die Sonne legt, bekommt man den Sonnenbrand viel schneller (was meist unangenehm ist, in manchen Fällen aber therapeutisch erwünscht sein kann). Diese gemeinsame Eigenschaft wird dem Pfarrer Kneipp vielleicht aufgefallen sein. Auch wird eine Rolle gespielt haben, daß die Schafgarbe von Mai bis Oktober als eine der meist verbreiteten Heilpflanzen immer zur Hand ist, das hier gemeinte Johanniskraut aber nur um den 24. Juni, dem Geburtstag Johannes des Täufers. Deshalb mag Kneipp die Schafgarbe als „leichter sammelbaren" Ersatz für das Johanniskraut angesehen haben. Indirekt aber lobt er die Schafgarbe an anderen Stellen sehr bewußt. In Mischung mit der Brennessel zum Entgiften oder für sich allein als Frühjahrskur; dazu solle man nur die jungen zarten Sprossen nehmen. Dr. *Alfred Baumgarten*, der das Werk Kneipps nach dessen Tod weiterführte, zählt die Schafgarbe zu den neun wichtigsten Heilpflanzen für die Saftgewinnung und empfiehlt jedem, sie zu verwenden, „denn sie hat außerordentlich kräftige Eigenschaften; man soll es nur versuchen, dann wird man nicht mehr davon lassen".

In unserer Einteilung unter den Mitteln für Magen und Darm zählt man die Schafgarbe am besten zu den aromatischen Bittermitteln und stellt sie in eine Reihe mit der Angelika und dem Wermut. Einer ihrer wesentlichen Wirkstoffe ist das aromatische Kamillenblau, deshalb wird die Schafgarbe heute auch als billigerer Kamillenersatz angesehen, was ihr ebenso nicht ganz gerecht wird. Ihre Bitterstoffe erweitern das Wirkprofil ganz entscheidend (während die Aromastoffe an die der Kamille nicht ganz heranreichen). So wirkt sie ähnlich krampflösend, schmerzstillend und entzündungshemmend wie die Kamille, zusätzlich aber den schlaffen Magen kräftigend und den Galleflu̇ß fördernd. Das erreichen ihre Bitterstoffe. Da die Schafgarbe auch Gerbstoffe besitzt, kann sie zudem bei Durchfallsneigung eingesetzt werden.

Eine ganz andere, wichtige Wirkung der Schafgarbe ist die Verwendung als „Frauentee", gegen die schmerzhafte und übersteigerte Monatsblutung. Deshalb hat die Schafgarbe auch den deutschen Volksnamen „Schnittkraut" erhalten, weil sie eine zu starke Blutung abschneidet. Das gilt nicht nur für die Regelblutung der Frau, sondern auch für übersteigerte Blutungen aus Wunden oder bei Hämorrhoiden.

Für Kneipp selbst ist eine andere Pflanze das wichtige Frauenmittel gegen Krampfzustände.

Das Gänsefingerkraut, die Anserine – Potentilla anserina
Der verwendete Pflanzenteil ist das Kraut – Anserinae herba. Kneipp nennt es auch „Krampfkraut". Er schreibt: „Keine Familienmutter soll es unterlassen, einen hinreichenden Vorrat solchen Krautes zu sammeln und zu trocknen. Sie weiß selbst zu beurteilen, wie schmerzhaft solche häufig vorkommenden Krampfanfälle sind...". Da er sie auch gegen Magen- und Darmkrämpfe einsetzt, soll die Anserine hier eingefügt sein. Sie enthält Bitterstoffe und Gerbstoffe und zusätzlich einen derzeit noch nicht abgeklärten Wirkstoff, der krampflösend wirkt. Ein Wirkstoff also, von dem man heute weiß, daß er vorhanden ist, nicht aber, wie er aussieht.

In dieser Situation sind Kneipp und die mit ihm befreundeten Ärzte grundsätzlich gewesen, denn man hat damals nur von ganz wenigen Pflanzeninhaltsstoffen gewußt, wie sie aussehen. Daß die Wirkstoffe der Heilpflanzen meist den Charakter von Molekülen haben, war bekannt. Das Molekül Salicin der Weidenrinde hatte der italienische Professor *Raffaele Piria* schon 1838 entdeckt und zu Salicylsäure verarbeitet. Und 1860 bereits stellte der deutsche Professor

Hermann Kolbe die Salicylsäure künstlich her, womit der Siegeszug des Aspirin begann. Das wurde zu Kneipps Zeiten sogar mehr debattiert als heute. Heute weiß kaum jemand, daß das Aspirin einen pflanzlichen Großvater hat, man wundert sich eher, daß man die Wirkweise einer Heilpflanze kennt, den dafür verantwortlichen Wirkstoff aber noch nicht. Immerhin gilt die Anserine (Gänsefingerkraut) als zugelassene Heilpflanze des Deutschen Arzneimittel-Codex (DAC), mit der Standardzulassungsnummer 9599.99.99. In einem Monographietext der Kommission E, das ist die wissenschaftliche Darstellung über einen einzelnen Gegenstand – in diesem Fall über das Gänsefingerkraut –, werden die offiziellen Stellungnahmen des Deutschen Bundesgesundheitsamtes herausgegeben. Die Kommission E ist der Arbeitsausschuß „Humanmedizinischer Bereich, phytotherapeutische Therapierichtung und Stoffgruppe". Es ist recht interessant, die Kneippsche Darstellung des Gänsefingerkrautes neben die (gekürzte) Monographie der Kommission E zu stellen.

Zwischen den beiden Monographien liegen fast genau 100 Jahre. Die Feststellung der Kommission E, daß als (unerwünschte) Nebenwirkung Beschwerden bei Reizmagen verstärkt werden können, stimmt natürlich: Die Bitterstoffe reizen ja Magensäure zusätzlich heraus, auch wenn schon mehr als genug davon vorhanden ist, wie beim ständig übersäuerten Magen. Allerdings: Deshalb nimmt man ja den Tee mit Bitterstoffen vor den Mahlzeiten, um die vermehrte Magensäure ausreichend zu beschäftigen. Wenn man das richtig macht, vermeidet man sogar das lästige saure Aufstoßen, weil die kräftigenden Bitterstoffe nach der Mahlzeit den schlaffen Mageneingang verschließen. Und so gelangt der saure Mageninhalt nicht in den Speiseröhren- oder Schlundbereich. Sie sind also sogar brauchbare Mittel gegen Sodbrennen. Ganz besonders der Ingwer (ein Amarum acrium – ein „scharfes" Bittermittel) und das Tausendguldenkraut, das Kneipp speziell gegen Sodbrennen (gegen die Pyrosis) empfiehlt. Richtig nehmen muß man ihn, *vor* der Mahlzeit in solchen Fällen! Kneipp erwähnt in seiner „Monographie" über das Gänsefingerkraut eine nahezu vergessene Zubereitungsform: „Beim Beginn der Anfälle, besser noch bei den sich zeigenden Symptomen (Vorzeichen) der Krämpfe, gebe man dem Kranken 3 Mal recht warme Milch ... in welcher solche Heilkräuter ... wie zu Thee abgebrüht wurden." Die Milch entschärft die säurelockende Wirkung des Bittermittels, weil sie den Überschuß bindet. Milch anstelle von Wasser bei der Zubereitung von Heilpflanzen-Tees hat mehrere Vorteile:

Ätherische Öle werden besser gehalten, und die Nährstoffe der Milch helfen beim Transport der Heilstoffe durch die Darmwandung. Erwähnen muß man, daß alle Bitterstoffträger unter den Pflanzen eine echte Gegenanzeige haben: Das aktive Ulcus pepticum, das Magengeschwür, welches durch Selbstverdauung entstanden ist. Da möchte man den Magensaft wirklich nicht zusätzlich reizen. Im Gegenteil, in solchen Fällen bindet man die Magensäure mit Hilfe von schleimstoffhaltigen Heilpflanzen (Eibisch, Malve, das von Bitterstoffen befreite Isländische Moos, Leinsamen, Bockshornklee) oder durch kleine, regelmäßige Mahlzeiten.

Erwähnenswert ist auch, daß man bei jeder der von Kneipp empfohlenen Heilpflanzen Kneipps eigene, vor etwa 100 Jahren formulierte Beschreibung mit der entsprechenden Monographie der Kommission E von heute vergleichen kann und kaum Widersprüche findet. Fast alle der „Kneipp-Heilpflanzen" von damals sind auch heute als heilwirksam anerkannt. Was die außergewöhnliche Urteilskraft Kneipps, von der immer wieder berichtet wurde, sehr unterstreicht. Von anderen, sehr populären Heilpflanzenbüchern aus der Zeit um und nach Kneipp nämlich ist oft nicht viel übrig geblieben, das man auch heute unterstreichen könnte.

Die Wühlhuber-Mischungen

Die Wühlhuber-Mischungen waren für Kneipp die großen Teegemische zum „Ausleiten", zum Entfernen von kranken Stoffen aus dem Körper über Darm, Niere, Lunge und Haut. Den Begriff „Ausleiten" findet man in keinem deutschen Wörterbuch; er stammt aus dem Schweizerischen und meint das Nutzen der Leitungen, die nach außen führen. Um alles Unreine und mit Schlacken Vergleichbare zu entfernen. „Der Wühlhuber", schreibt Kneipp, „sucht; wo aber nichts zu finden und zu entfernen ist, da läßt er alles andere in Ruhe und erzeugt so nicht solche großen und beklagenswerten Schwächen, die dem Abführen sonst stets auf dem Fuße folgen. Wie auf den Stuhlgang, so wirkt der Tee auf den Urin, selbst große Verschleimungen auf der Brust leitet er aus. Mir kamen Fälle vor, in denen der Wühlhuber nach langwierigen, schwer zu stillenden Durchfällen den letzten Rest der Unreinigkeiten entfernte, und auf die innere Revolution sofort der tiefste und dauerhafteste Frieden folgte". Es gibt 2 Wühlhuber-Mischungen. Sie sind die einzigen Kombinationen von Heilpflanzen, die Kneipp im zusammenfassenden Verzeichnis seiner „Kleinen Hausapotheke" anführt.

Die Mischung für die Darmreinigung ist der

Wühlhuber I
Das Rezept:
Fenchelsamen, gemahlen...2 Teile
Wacholderbeeren, zerquetscht...2 Teile
Foenum graecum (Bockshornkleesamen)...1 Teil
Aloe-Pulver...1 Teil

Dieser Wühlhuber I muß gut gemischt und an einem trockenen Ort gut verpackt und geschützt aufbewahrt werden. Bei Bedarf nimmt man 1 Kaffeelöffel der Mischung. Sie wird mit 1 Tasse Wasser eine viertel Stunde lang auf kleiner Flamme gekocht, dann abgeseiht und getrunken, „kalt oder warm, mit oder ohne Zucker. Kräftige robuste Naturen können 2 Tage nacheinander 1 Tasse Wühlhuber trinken. Schwächere Patienten tun besser, die eine Tasse auf 2-3 Tage zu verteilen, so daß sie jeden Abend 4-6 Eßlöffel voll wie Medizin einnehmen. Ohne Beschwerden zu verspüren, werden sie den Suchenden (Wühlhuber) im Inneren forschen, untersuchen, zusammentreiben, wühlen hören".

Die Bestandteile des Wühlhuber I in gesonderter Beschreibung:

Die Kap-Aloe – Aloe ferox
Der verwendete Pflanzenteil ist der eingedickte, pulverisierte Milchsaft – die Aloe. Die Wirkung ist von der Dosis abhängig: In sehr kleinen Mengen anregend auf Magen, Darm und Galle, ohne abzuführen. In diesem Fall gelangt die eingenommene Aloe nicht bis in den Dickdarm. Größere Mengen aber wirken stark abführend. Die Dickdarmschleimhaut wird gereizt und zu vermehrter Saftbildung angeregt, die Aufnahme von Flüssigkeit und Mineralstoffen aus dem Dickdarm behindert. So entsteht eine Vermehrung und zugleich Verflüssigung der Stuhlmenge. Zusätzlich wird die Dickdarm-Muskulatur erregt. Nach Einnahme von 0,05-0,2 Gramm des Pulvers kommt es innerhalb von 8-12 Stunden zur breiigen Entleerung. Der Hauptwirkstoff der Aloe ist dem der Senna sehr nahe verwandt. Für den Dauergebrauch sind beide nicht geeignet. Es kommt zu Mineralstoffverlusten, in der Folge zu Herzrhythmusstörungen, auch die Dickdarmschleimhaut wird geschädigt. Trotzdem gehören die Aloe und die Senna zu den Pflanzen, mit denen am häufigsten Mißbrauch betrieben wird. Kneipp hat das gewußt und empfiehlt den Wühlhuber nur für den fallweisen, bedarfsgerechten Gebrauch. Man kann es

in der heute üblichen Formulierung ausdrücken: Zur Reinigung bzw. zur Durchbrechung der situationsbedingten Verstopfung. Das ist zum Beispiel die lästige Reiseverstopfung. Hier ist der Einsatz des Wühlhuber (bzw. der Aloe oder der Senna) gerechtfertigt. Als mehr oder weniger einmalige Anwendung. Im Badebetrieb von Wörishofen ist der Fall naturgemäß oft aufgetreten, da sicher viele neu ankommende Badegäste durch die beschwerliche Reise hoffnungslos verstopft waren. Dann mußte man „ausleiten".

Der Bockshornklee – Trigonella foenum graecum
Der verwendete Pflanzenteil ist der Samen – Foenugraeci semen. Hier sind Schleimstoffe im Vordergrund. Sie schützen die empfindliche Schleimhaut von Magen und Darm, vergleichbar der Wirkung des Leinsamens. Dadurch wird der Aloe ein Teil ihrer aggressiven Wirkung genommen. Außerdem kommt es zu leichterem Abhusten – zur Ausleitung über die Lunge. Für Kneipp stand diese Wirkung sogar im Vordergrund. Eine bedeutende Rolle spielte der Bockshornklee bei Kneipp in der äußerlichen Anwendung, „als das beste von allen mir bekannten Mitteln zum Auflösen von Geschwulsten und Geschwüren".

Die Aloe und der Bockshornklee zählten zu den wenigen Kneipp-Heilpflanzen, die man sich in der Apotheke besorgen mußte. Das meiste konnte man selbst sammeln.

Der Wacholder – Juniperus communis
Der verwendete Pflanzenteil ist die Frucht – Juniperi fructus. Die Hauptwirkung besteht in einer Anregung des Harnflusses und der Ausleitung über die Niere. Vorsicht ist allerdings bei bestehenden Nierenerkrankungen geboten: Das wirksame Wacholderöl reizt die empfindlichen Zellen der feinen Harnkanälchen. Beim Nierengesunden ist das nicht so bedenklich, obwohl es auch bei ihm zur Überdosierung kommen kann. Man merkt dies dann am „Veilchengeruch" des Harns.

Ein wichtiger Hinweis: Sowohl die Aloe als auch der Wacholder kann durch Auslösen vorzeitiger Wehen eine Schwangerschaft gefährden.

Der vierte Bestandteil des Wühlhuber I, die Fenchelfrüchte, sind schon bei den blähungswidrigen Heilpflanzen besprochen worden. Den Wühlhuber I nimmt man also wirklich nur bei Bedarf.

Nach Kneipp sollte er ein- oder zweimal im Jahr notwendig sein. Die Häufigkeit der Anwendung vergleicht er mit der eines Aderlasses (welcher in gewissem Sinne auch eine Art „Ausleitung" bewirkt).

Wühlhuber II

Das Rezept ist dem Wühlhuber I sehr ähnlich:
Fenchel, gemahlen...2 Teile
Wacholderbeeren, zerquetscht...3 Teile
Attichwurzel, gepulvert...3 Teile
Bockshornklee...1 Teil
Aloe, gepulvert...1 Teil

Hier ist der Attich nachzutragen:

Der Zwergholunder – Sambucus ebulus

Der verwendete Pflanzenteil ist die Wurzel – Sambuci ebuli radix. Beim Zwergholunder wird nur die Wurzel verwendet! Die anderen Pflanzenteile sind entweder ungenießbar oder sogar giftig. Das gilt besonders für die Beeren. Auch mit der Wurzel muß man sparsam umgehen. Sie wirkt entwässernd, schweißtreibend und abführend. Überdosen können Nierenreizung bewirken; bei der Kneippschen Verordnung aber nicht zu erwarten. Die Anwendungsweise des Wühlhuber II entspricht der des Wühlhuber I: 1 Kaffeelöffel der Mischung wird in einer Tasse voll Wasser eine viertel Stunde lang auf kleiner Flamme gekocht, abgeseiht und getrunken. Kräftige Naturen können 2 Tage nacheinander je 1 Tasse trinken, schwächere Patienten verteilen 1 Tasse auf 2-3 Tage. Über die Wirkung des Wühlhuber II schreibt Kneipp: „Er schließt die Wirkung auf den Stuhlgang nicht aus; doch sein Revier sind (statt des Magens und des Darmkanals) mehr die Nieren und die Blase; die kranken Stoffe treibt er aus durch Harnausscheidung..."

Tab. 6: Heilpflanzen zur Tee-Bereitung nach Kneipp mit vorwiegender Wirkung auf den Verdauungstrakt

Lateinische Bezeichnung	*Deutsche Bezeichnung*	*Anwendungsgebiet*
Chamomillae flos	Kamillenblüte	Magenverstimmung Gastritis-Kur Erkältung
Menthae piperitae folium	Pfefferminzblatt	Magenübelkeit Magenschmerzen Galleﬂuß-Mangel
Melissae folium	Melissenblatt	Nervöser Magen Streß-Beschwerden
Carvi fructus	Kümmelfrüchte	Blähungen Darmkrämpfe
Foeniculi fructus	Fenchelfrüchte	Blähungen Darmkrämpfe
Anisi fructus	Anisfrüchte	Blähungen Darmkrämpfe Aushustmittel
Coriandri fructus	Korianderfrüchte	Blähungen Appetitlosigkeit
Centaurii herba	Tausendguldenkraut	Appetitlosigkeit Verdauungsschwäche Kräftigungsmittel Wechselbeschwerden
Trifolii fibrini folium	Bitterkleeblatt, Fieberkleeblatt	Appetitlosigkeit Verdauungsschwäche Darminfekte
Gentianae radix	Enzianwurzel	Appetitlosigkeit Verdauungsschwäche Kräftigungsmittel
Angelicae radix	Angelika, Engelwurz	Verdauungsschwäche Kräftigungsmittel Entgiftungsmittel
Absinthii herba	Wermutkraut	Appetitlosigkeit Magen-Galle-Mittel Kräftigungsmittel
Millefolii herba	Schafgarbenkraut	Verdauungsschwäche Darmkrämpfe Menstruations-beschwerden
Anserinae herba	Gänsefingerkraut	Magen- und Darmkrämpfe Sommerdurchfälle Menstruations-beschwerden

Tab. 7: Kneipps bevorzugte Teegemische bei Verdauungsstörungen

Lateinische Bezeichnung	*Deutsche Bezeichnung*	*Teile*	*Wirkung*
Chamomillae flos Menthae pip. folium Melissae folium	Kamillenblüte Pfefferminzblatt Melissenblatt	gleiche Teile	Akute Magen-Übelkeit
Carvi fructus Foeniculi fructus Anisi fructus	Kümmelfrucht Fenchelfrucht Anisfrucht	gleiche Teile	Gegen Blähungen, Krämpfe
Salviae folium Absinthii herba Angelicae radix	Salbeiblatt Wermutkraut Angelikawurzel	gleiche Teile	„Vorzüglichster Verdauungstee", als Aperitif
WÜHLHUBER I			
Foeniculi fructus	Fenchelfrucht	2	Abführen, reinigen
Juniperi fructus	Wacholderfrucht	2	
Foenugraeci semen	Bockshornkleesamen	1	
Aloe pulv.	Aloe-Pulver	1	
WÜHLHUBER II			
Foeniculi fructus	Fenchelfrucht	2	Abführen, reinigen, entwässern
Juniperi fructus	Wacholderfrucht	2	
Sambuci ebuli radix	Attichwurzel	3	
Foenugraeci semen	Bockshornkleesamen	1	
Aloe pulv.	Aloe-Pulver	1	
Centaurii herba Salvia folium	Tausendguldenkraut Salbeiblatt	gleiche Teile	Durchfalls-neigung
Millefolii herba Hyperici herba	Schafgarbenkraut Johanniskraut	gleiche Teile	Durchfalls-neigung
Tormentillae radix Salviae folium Thymi herba	Blutwurz Salbeiblatt Thymiankraut	gleiche Teile	Akute Durchfälle (unterstützend)

Zubereitung eines Tees bei Kneipp: Kneipp hat mehrere Arten der Zubereitung angegeben:

1. Von den getrockneten Kräutern nimmt man soviel man mit 3 Fingern fassen kann (=ca. 3-5 Gramm, 1-2 Teelöffel), überbrüht mit siedendem Wasser und läßt es einige Minuten aufkochen. Dann schüttet man den Tee ab. Dieser Tee hat „den feinsten Geschmack mit dem besten, jeder Pflanze eigenthümlichen Aroma; aber es ist nicht der kräftigste Thee".
2. „Bei mir werden die Kräuter durch längere Zeit förmlich abgekocht, gründlich ausgesotten, daß nicht ein Theilchen der Heilkraft verloren geht, vielmehr alle (Heilkraft) im Wasser gefangen wird."
3. Überbrühen und/oder Abkochen der Kräuter in Milch. Kneipp bevorzugte diese Herstellungsweise offenbar, wenn ein Leiden erfahrungsgemäß schwer zu beherrschen war. Dann mußte optimal vorgegangen werden. Zum Beispiel Gänsefingerkraut (Potentilla anserina) gegen Starrkrampf. „Soweit überhaupt eingewirkt werden kann – thut dieses Kräutlein sehr gute Dienste". Dann aber mit Milch, und nicht mit Wasser. Tatsächlich gibt es keinen Stoff, der nicht an einen der vier Grundbestandteile der Milch – Milcheiweiß, Milchfett, Milchzucker und Wasser – gebunden wird. Viele Wirkstoffe gelangen durch die Darmwand in das Blut erst mit Hilfe eines Eiweiß-, Zucker- oder Fettmoleküls.

Heilpflanzen mit vorwiegender Wirkung auf die Atmungsorgane

Auch hier führt Pfarrer Kneipp in seiner „Kleinen Hausapotheke" einige der heute noch gültigen Spezialisten auf: Schlüsselblume, Malve, Veilchen, Wollblume, Spitzwegerich, Huflattich, Lungenkraut, Salbei; dazu die schon bei den Mitteln für die Verdauung eingereihten Kümmel, Fenchel und Anis. Auch das Zinnkraut wird eigens erwähnt: Bei der damals häufigen Tuberkulose (Kneipp war in seiner Jugend selbst daran erkrankt) eine sehr wichtige und vielgebrauchte Heilpflanze. Das Zinnkraut hat auch heute nicht an Wert verloren – nur das Einsatzgebiet hat sich gewandelt. In seinen späteren Vorträgen gibt Kneipp einige besonders bewährte Mischungen gegen „Erkältung, Husten und Verschleimung", wie 2 Teile Spitzwegerich, 1 Teil Huflattich plus eine Prise Wermut oder die Blutwurz und das Zinnkraut zu gleichen Teilen gegen chronische Infekte im Hals-Rachenraum. Diese Mischung, das wissen wir heute, wirkt durch Steigerung der allgemeinen körperlichen Widerstandskraft.

Eine Mischung „gegen Reizhusten" wird aus Spitzwegerich, Brennnessel, Salbei und Veilchen empfohlen, „zu in ungefähr gleichen Theilen", wobei man die getrockneten Pflanzen am besten erst im Mörser gut zerstößt und dann durch ein feines Sieb zu einem Pulver bereitet. Davon nimmt man 1 Messerspitze in einem Löffel Flüssigkeit.

Im späteren „Kneipp Husten- und Bronchialtee" findet man neben Schlüsselblume, Spitzwegerich und Fenchel auch den Thymian. Eine andere Mischung mit Thymian war gegen Ende des vorigen Jahrhunderts im Wörishofener Kneippianum eine Art Haustee: 1 Teil Erdbeerblätter, 1/2 Teil Waldmeister und 1/10 Teil Thymian.

Eine bei Kneipp sehr wichtige Heilpflanze gegen Erkrankungen im Bronchialbereich ist heute fast in Vergessenheit geraten: Die Vogelmiere – Stellaria media. Kneipp nannte sie „Hühnerdarm": „Was der Salat für die Menschen, ist diese Pflanze für die Hühner ... wenn sich in der Brust viel Schleim angesammelt hat, der sich nicht lösen will, und deshalb die Natur in einen Fieberzustand bringt, so wird durch diese Pflanze der Schleim losgemacht und ausgeleitet ... deshalb ist diese Pflanze ein Reinigungsmittel für die Brust", schreibt er in einem eigens dem „Hühnerdarm" gewidmeten Artikel (1895).

Mit einer anderen, heute viel gebrauchten Heilpflanze dagegen konnte er sich nicht anfreunden: Mit dem Eibisch – Althaea officinalis. Er gibt ihm zwar sein Fach in der „Kleinen Hausapotheke", bemerkt aber: „Ich bin für denselben nicht sehr eingenommen ... gelinde gesagt, ist mir Eibischkraut und Eibischwurzel verdächtig." Allerdings hat er den Eibisch gekocht, und dabei werden die Schleimstoffe, auf die es ankommt, durch die erhitzten Kohlenhydrate verklebt. Das ist dann tatsächlich kaum genießbar und „muß", wie Kneipp richtig beobachtet, „den Appetit nehmen oder verderben". Der Eibisch wird richtig als Kaltwasserauszug zubereitet. Nur hat sich der eigentlich irreführende Begriff „Eibisch-Dekokt" = „Eibisch-Abkochung" von alters her gehalten und war offenbar schon Kneipp in dieser Weise überliefert. Wenn man Eibisch im Gemisch mit anderen Pflanzen verwendet, dann allerdings bereitet man den Tee durch Überbrühen (aber nie durch Abkochen). Als Beispiel für unsere heutigen Mischtechniken soll der „Hustentee" des Deutschen Arzneibuches mit der Standard-Zulassung No. 2009.99.99 dienen:

Eibischwurzel...25 Teile
Fenchelfrüchte...10 Teile
Isländisches Moos...10 Teile*
Spitzwegerichkraut...15 Teile
Süßholzwurzel...10 Teile
Thymiankraut...30 Teile

Die Zubereitung:
1 Teelöffel wird mit 1 Tasse siedendem Wasser überbrüht, 10 Minuten bedeckt ziehen gelassen, abgeseiht. 3mal täglich 1 Tasse, jeweils frisch zubereitet. In diesem Fall kommt es nicht zu Verklebungen. Nun sind solche allgemeinen Brust- oder Hustentees zwar durchaus wirksam, doch treffen sie selten exakt den momentanen Bedarf. Weil die Erkrankungen der Atemwege verschiedenartig sind und weil sie, im Verlauf einer Infektbronchitis zum Beispiel, auch verschiedene Stadien durchmachen. Für jedes Stadium gelten – pflanzenheilkundlich gesehen – andere Regeln. Sie lassen sich aber ohne Schwierigkeiten in einer übersichtlichen Form festhalten:

*) Nach der Reaktorkatastrophe von Tschernobyl war Isländisches Moos verstrahlt und aus dem Handel gezogen. Jetzt gibt es wieder unverstrahlte Ware. Selbst sammeln sollte man es nicht.

1. Zu Beginn des Infektes ist die Schleimhaut von Hals, Rachen und Bronchien trocken und gereizt. In diesem Fall sind schleimhaltige Pflanzen in erster Linie angebracht. Zusätzlich, wenn unergiebiger Reizhusten besteht, auch hustendämpfende Pflanzen. Falsch sind in diesem Anfangsstadium die auswurffördernden Pflanzen – es gibt ja noch keinen Auswurf. Dieser soll sich mit Hilfe der schleimhaltigen Pflanzen erst bilden.

2. Im nächsten Stadium ist es soweit: Das trockene und brennende Gefühl läßt nach. Es beginnt sich feuchtes aushustbares Sekret zu bilden. Jetzt sind die auswurffördernden Pflanzen sinnvoll. Hustendämpfende Mittel sind in diesem Stadium meist nicht von Vorteil, denn sie verhindern den Lösungsprozeß.

3. Wenn das entzündete Sekret völlig beseitigt ist, beginnt der Wiederaufbau der Bronchialschleimhaut. Das ist das dritte Stadium. Es besteht die Gefahr eines Rückfalles, denn die jungen Zellen sind noch vermehrt schadanfällig. Deshalb sollte man nun die Rekonvaleszenz pflegen und die Immunlage verbessern. In der ersten Zeit sind antiseptische und beruhigende Heilpflanzen angebracht. Sie sollen Neuinfektionen verhindern und den Aufbau der Bronchialschleimhaut erleichtern. Die Verbesserung der Immunität – allgemeine und spezielle Widerstandskraft – gelingt mit Hilfe von Heilpflanzenkuren. Dafür sind die Gelb- und Blaufarbstoffträger unter den Heilpflanzen sowie einige besondere Spezialisten sehr geeignet.

4. Nun gibt es verschiedene chronisch verlaufende Erkrankungen der Atemwege. Auch hier sind Heilpflanzen von Nutzen; oft für sich allein, oft als brauchbares Ergänzungsmittel zu den Anwendungen der akademischen Medizin. Bei den chronischen Erkrankungen der Atemwege wird in der Regel das vorherrschende Symptom – Reizhusten, Krampfhusten, Unfähigkeit auszuhusten usw. – die Wahl der Heilpflanzen bestimmen.

Einteilung der Heilpflanzen für die Atmungsorgane nach dem Wirkprinzip

Die schleimhaltigen Brustmittel – Die Muzilaginosa

Ihre Hauptanwendungsgebiete sind die akute trockene Bronchitis, das Anfangsstadium der Grippebronchitis sowie akute, trockene

Schübe im Verlauf einer chronischen Bronchitis. Sie führen dem Körper pflanzliche Schleimstoffe zu, die vom Darm in kleinen Mengen aufgenommen werden. Von dort gelangen sie zu den Bronchien und legen sich wie ein dünner Schutzfilm über die trockenen Schleimhäute. Die erhöhte Anfälligkeit wird gemindert, der Hustenreiz dadurch bereits eingeschränkt, und unter dem Schutzfilm kann sich neue, gesunde Schleimhaut besser entwickeln. Deshalb sind die „Muzilaginosa" die wichtigsten Heilpflanzen gleich zu Beginn der Erkrankung. Man sollte die Tee-Zubereitungen sehr langsam trinken, denn die Schleimstoffe gelangen am besten durch direkten Kontakt an den Ort der Erkrankung. Beim wirklich schluckweisen Genuß auch mit der Einatmungsluft. Die Forderung des Pfarrer Kneipp, einen Tee „diätetisch", das bedeutet in diesem Zusammenhang soviel wie „mit Bedachtsamkeit, Schluck für Schluck bewußt" zu trinken, hat hier einen besonderen therapeutischen Sinn. Bei den schleimhaltigen Tees (und bei den Brust- und Hustentees überhaupt) ist der Erfolg sehr an das langsame Trinken gebunden.

Der Eibisch – Althaea officinalis

Der verwendete Pflanzenteil ist die Wurzel – Althaeae radix, auch das Blatt und die Blüte – Althaeae folium bzw. Althaeae flos. Daß Kneipp mit der Pflanze Schwierigkeiten hatte, sie aber doch in seine „Kleine Hausapotheke" aufgenommen hat, ist schon oben erwähnt. Heute jedenfalls zählt sie zu den wichtigsten Schleimstoffträgern überhaupt. Allerdings ist der Gehalt der einzelnen Pflanzenteile an Schleimstoffen sehr von der richtigen Erntezeit und auch von der einwandfreien Nachbehandlung abhängig. Die Blätter müssen knapp *vor* dem Erscheinen der Blüten geerntet werden, die Wurzel muß beschleunigt getrocknet sein. Wenn sie zulange feucht bleibt, zieht sie Schadpilze an, und die Ware ist verdorben. Alles das mag Kneipp bemerkt und in seiner zweifelnden – aber nicht ablehnenden – Haltung bestärkt haben. Sogar heute gibt es widersprüchliche Angaben über die Vorgangsweise beim Ernten und Verarbeiten der verschiedenen Pflanzenteile des Eibisch. Der Eibisch ist eine sehr heikle Pflanze in der Praxis und eine sehr wertvolle in der Theorie. Heute sind diese Probleme nicht mehr vorhanden. Eibisch wird kaum selbst gesammelt. Das meistgebrauchte Material stammt aus Kulturen. Was in den Handel kommt, ist überprüft: Sowohl die Wurzel wie auch die (seltener verwendeten) Blätter enthalten etwa 10 % Schleimstoffe (die Wurzel bis 35 %). Wenn man den Eibisch als Brusttee verwendet, wird er kalt ausgezogen. 1 Eßlöffel Eibischwurzeln oder 1 Teelöffel Eibischblätter werden in einer Tasse Wasser kalt angesetzt, 1 Stunde lang ausgezogen (immer wieder umrühren) und durch ein Teesieb abgeseiht. Auf Trinktemperatur erwärmen, damit die Schleimstoffe beim schluckweisen Trinken besser in die Atemluft übergehen. Die Eibischblätter werden auch durch Überbrühen bereitet, ebenso die Eibischblüten, die fast immer nur im Gemisch mit ergänzenden Heilpflanzen Anwendung finden. Überhaupt ist beim Eibisch die Zugabe anderer Heilpflanzen in den verschiedenen Anwendungsformen üblich. Ein Beispiel ist als „offizineller Hustentee" oben angeführt. Die Volksheilkunde mischt den Eibisch mit Anis oder Fenchel, dazu Huflattichblätter und Lungenkraut. Eine viel gebrauchte Zubereitungsart ist der Sirup.

Eibischsirup – Sirupus Althaeae
Die Bereitung erfolgt mit Hilfe der Herstellung von „einfachem" Sirup – Sirupus simplex, in den der Heilpflanzenteil eingebracht wird.

Das Rezept für den Sirup:
Rohrzucker...160 Teile
Destilliertes Wasser...100 Teile
Ethylalkohol...1,5 Teile
Hydroxybenzoesäuremethyl- und propylester in 0,18 bzw. 0,09 Teilen.

5 Teile Eibischwurzel sind in den 100 Teilen destilliertem Wasser vorher ausgezogen. Während der Zugabe des Rohrzuckers wird das Gemisch unter kurzem Aufwallen zum Sirup verkocht. Die Benzoesäure dient, beim Eibisch ist das wichtig, als Konservierungsmittel. Sie wird erst am Ende des Kochprozesses zugegeben. Es gibt eine Reihe von Hustensäften auf der Basis dieses Eibischsirups: Mit Fenchelhonig und Spitzwegerichsirup im Gemisch oder mit einer Anislösung. Die Selbstherstellung wird für die meisten Leser heute zu umständlich sein. Man erhält das gewünschte Produkt in verläßlicher Qualität in der Apotheke.

Die wilde Malve – Malva silvestris
Der verwendete Pflanzenteil sind die Blüte und das Blatt – Malvae flos und Malvae folium. Bei Kneipp ist als Malve die „Stockrose" – Althea rosea – angeführt. Das darf nicht verwirren, es ist dasselbe gemeint. Althea (Eibisch) ist eine Gattung der Malvengewächse. Gemeinsam ist ihnen der hohe Gehalt an Schleimstoffen. Bei den Malvenblättern sind es etwa 8 % des gesamten Pflanzenteiles, bei den Malvenblüten sogar 10 %. Die Zubereitung entspricht der des

Eibisch: In kaltem Wasser ansetzen und 1 Stunde ausziehen lassen, dabei öfters umrühren. Auch die Zubereitung durch Überbrühen ist üblich. Kneipp hat die Malve in der Regel mit der Wollblume (Verbascum densiflorum bzw. thapsiforme) gemischt. Das hatte seinen Sinn, denn die Wollblume besitzt neben Schleimstoffen auch Seifen. So war dieses Gemisch keine reine schleimbildende, sondern im mäßigen Sinn bereits schleimlösende Kombination. Dann brauchbar, wenn die trockene Bronchitis überwunden und die ersten Anzeichen zum Aushusten beginnen.

Der Huflattich – Tussilago farfara*

Der verwendete Pflanzenteil ist das Blatt – Farfarae folium sowie die Blüte – Farfarae flos. Den Huflattich nannte Kneipp auch Hustenkraut. Er beschreibt dabei eigentlich zwei verschiedene Heilpflanzen, die zwar nahe miteinander verwandt sind, aber unterschiedlich wirken.

1. Den eigentlichen Huflattich, dessen Blätter bis zu 10% Schleimstoffe enthalten, zusätzlich aber auch Bitterstoffe. Daraus ergibt sich neben der schützenden Wirkung durch Schleimbildung auch eine kräftigende Wirkung. Deshalb ist der Huflattich eine der wichtigsten Heilpflanzen gegen chronische Atemwegserkrankungen mit regelmäßigen akuten Schüben. Hier hat sich der Huflattichtee besonders am Morgen bewährt, am besten noch im Bett getrunken. Man bleibt noch etwa 10 Minuten liegen. Wenn man dann aufsteht, sind die Wirkstoffe in der Bronchialschleimhaut angelangt, und der lästige morgendliche Hustenreiz ist zumindest gemildert.

2. Die zweite Pflanze – Kneipp führt sie als Tussilago petasitis – entspricht nach der heutigen Nomenklatur der Pestwurz.

*Die Pestwurz – Petasites hybridus**

Der verwendete Pflanzenteil sind die Blätter – Petasitidis folium. Im Volksmund wird diese Pflanze heute noch als „Falscher" oder „Großblättriger Huflattich" bezeichnet. Auch die Pestwurz ist ein Hustenmittel. Doch beruht die Wirksamkeit nicht auf dem Gehalt von Schleimstoffen. Die Pestwurzblätter besitzen eine besondere Wirkstoffgruppe mit krampflösenden und schmerzstillenden

*) Huflattich und Pestwurzblätter enthalten „Pyrrolizidinalkaloide", welche toxische bzw. genotoxische Effekte bewirken (in unrealistischen Megadosen). Bei normalem, kurzfristigem Gebrauch besteht nach Ansicht der Fachwissenschaftler keinerlei Gefahr. Vor der Einnahme über längere Zeiträume sollte man abraten.

Eigenschaften. Deshalb ist der Pestwurztee am Abend besonders günstig, da der nächtliche Krampfhusten gemildert wird. Überdies hat man bei der Pestwurz auch nervenberuhigende Wirkung gefunden. Man zählt sie deshalb auch zu den „Phytotranquillizern", den pflanzlichen Beruhigungsmitteln. Auch diese Eigenschaft hilft dem an Bronchitis Erkrankten besser über die Nacht.

Die Zubereitung erfolgt bei beiden Heilpflanzen auf dieselbe Art: 2 Teelöffel werden mit 1 Tasse siedendem Wasser überbrüht. 10 Minuten gedeckt ziehen lassen, abseihen, mit etwas Honig süßen. Die Zugabe von Honig ist bei allen Brust- und Hustentees von Vorteil, da die Wirkstoffe dann besser durch die Darmwand transportiert werden. Natürlich kann man den „echten" und den „falschen" Huflattich miteinander mischen. Kneipp hat das ganz sicher praktiziert. Er hat ja beide Pflanzen gemeinsam gesammelt und auch mit dem Überbegriff „Lattich" bezeichnet.

Der Spitzwegerich – Plantago lanzeolata
Der verwendete Pflanzenteil ist das Blatt oder das ganze oberirdische Kraut – Plantaginis lanceolatae folium bzw. Plantaginis lanzeolatae herba. „Die gedörrten Blätter von Spitzwegerich geben eine prächtige Theepflanze ab gegen innere Verschleimung", schreibt Kneipp begeistert. Tatsächlich ist der Spitzwegerich aufgrund einer Vielfalt von Inhaltsstoffen ein besonders gutes Mittel gegen verschiedene Erkrankungen der Atemwege: Er enthält über 6 % Schleimstoffe (weshalb er hier unter den schleimhaltigen Brustmitteln eingeteilt ist), dazu aber, wie schon der Huflattich, kräftigende Bitterstoffe, Gerbstoffe und beachtliche Mengen an Kieselsäure. Man könnte ihn auch unter die „Kieselkräuter" einreihen, zusammen mit Zinnkraut, Hohlzahn und Vogelknöterich. Die Kieselkräuter spielten ja früher bei der Lungentuberkulose eine ganz wichtige Rolle. Beim Spitzwegerich kann man den Kiesel sogar hören: Wenn man den Stengel eines gepflückten Blattes vor dem Ohr abbricht, knirscht es ganz deutlich. Das sind die sich reibenden Siliziumkristalle.

Darüber hinaus aber besitzt der Spitzwegerich eines der stärksten pflanzlichen Antibiotika, die wir kennen. Das spielt bei der Behandlung der Bronchitis eine oft wichtige Rolle. Dieser Antibiotikum-Gehalt ist übrigens der Grund, wieso ein Spitzwegerichsirup nie schimmelig wird. Nicht umsonst ist der Spitzwegerich in den Kneipp-Zeitungen der Jahrhundertwende die wahrscheinlich meisterwähnte Heilpflanze. Kneipp selbst hat ihn mannigfaltig verarbeitet. Als Tee für sich allein, dann im Gemisch mit dem Breitwegerich, der Brennessel, dem Huflattich, dem Salbei und besonders gerne mit dem Lungenkraut, welches außergewöhnlich mineralstoffreich ist (15%). Er hat auch eine eigene Sirupherstellung erdacht. Dr. *Alfred Baumgarten* berichtet in der „Kleinen Post", einer Artikelfolge im „Centralblatt", die sich vornehmlich mit Rezepten und praktischen Ratschlägen beschäftigt:

„Man sammele einen Waschkorb von Spitzwegerich, lasse die Blätter durch die Fruchtpresse gehen und diesen Saft bringe man auf's Feuer, lasse durch langsames Kochen allen Wasserstoff verdunsten, bis der reine Pflanzenextract bleibt, zu diesem füge man 1/3 Honig, das ist ein Pfund auf 1 Liter Saft, lasse beides zusammen wieder kochen, bis die Masse Fäden zieht und gieße selbe alsdann in Flaschen oder sogenannte Einmachgläser. Erkaltet werden dieselben gut verkorkt und so bewahrt sich dieser Extract Jahre lang auf. Lungen- und Brustkranken wird dieser Extract wohltuend sein, mehrere Male täglich theelöffelweise genommen, in Wasser gelöst, wird er allen Kranken ein durststillendes Tränklein bieten."

Neuere Forschungen lassen vermuten, daß Pflanzen wie der Spitzwegerich die große „Immunbarriere" unserer Darmschleimhaut stärken, eine Eigenart bestimmter Bitterstoffe, vielleicht auch der erwähnten pflanzlichen Antibiotika. Dies ist sehr wichtig, denn bei vielen Menschen ist diese besondere Immunbarriere labil oder überhaupt schon zusammengebrochen. Das „durststillende Tränklein" könnte über diesen Weg wirken! Das wäre noch zu erforschen.

Ein besonderes Rezept Kneipps weist in diese Richtung: Blutarmen empfiehlt er frisch zerschnittene Spitzwegerichblätter im Naturzustand oder mit etwas Zitronensaft gesäuert zu essen. Unter „Blutarmen" verstand Kneipp „Rekonvaleszenten, die übermäßig entkräftet und geschwächt wurden ... armselige Kreaturen, die doch vor allem neues, gesundes Blut brauchen". Wir bezeichnen dies heute als Immunschwäche (und weniger als spezielle Armut an Blutkörperchen).

Die krampflösenden Hustenmittel – Die Bronchiolytica

Ihre Aufgabe ist die Linderung des unergiebigen krampfhaften Hustenreizes. Das Hauptanwendungsgebiet ist der Krampf- und

Reizhusten des Erwachsenen und der Keuchhusten der Kinder. Hier sind Mittel mit krampflösender und beruhigender Wirkung gefragt. Es gibt einige Spezialisten unter den milden Heilpflanzen, die schon Kneipp gerne verwendet hat: Die Pestwurz – Tussilago petasites, heute als Petasites officinalis geführt (sie wurde schon beschrieben, s. Seite 64), der Efeu – Hedera helix – und vor allem der Thymian – Thymus vulgaris. Zwar ist er in der „Kleinen Hausapotheke" nicht aufgelistet, doch erwähnen Kneipp selbst und die Ärzte aus seinem Arbeitskreis den Thymian in ihren Vorträgen sehr oft – Dr. *Baumgarten,* Dr. *Althamer* und Dr. *Scholz,* die zu den Heilpflanzen offenbar ein besonderes Nahverhältnis besaßen. Und natürlich auch *Ludwig Geromiller,* der in den Wörishofener Blättern „Die Kneipp-Kur" bzw. „Kneipp-Bote" die große Serie über Heil- und Giftpflanzen sowie das Standardwerk „Das Kneipp'sche Wasserheilverfahren in Verbindung mit einer rationalen Kräuterkur" verfaßte.

Da der Thymian allgemein krampflösende Eigenschaften aufweist, wurde er auch (sogar vorwiegend) gegen Schmerzen und Krämpfe im Magen- und Darmbereich eingesetzt. Die Bedeutung als Mittel gegen unergiebigen krampfhaften Hustenreiz und gegen den Keuchhusten der Kinder war aber durchaus bekannt. Der damals sehr berühmte und natürlich auch Kneipp bekannte Professor *Ernst von Leyden* hatte in mehreren Schriften darauf hingewiesen. Doch ist der echte Thymian im Mittelmeergebiet heimisch. In den gemäßigten Zonen konnte er nur in Gärten gezogen werden – und das mit Schwierigkeiten, da er nicht winterfest ist. Deshalb wurde von den prominenten Kneipp-Autoren damals ein naher Verwandter des echten Thymians weit häufiger empfohlen: Der Quendel (Thymus serpyllum), auch Berg-, Feld- oder wilder Thymian. Von ihm gibt es mehrere Unterarten, die sich durch die Intensität des aromatischen Duftes (des zerriebenen Blattes) unterscheiden. Danach richteten sich die Kräutersammler. Noch heute schworen viele, daß ein wirklich guter Quendel dem besten Thymian überlegen sei.

Der echte Thymian, Garten-Thymian – Thymus vulgaris
und
Der wilde Thymian, Quendel, Bergthymian – Thymus serpyllum

Der verwendete Pflanzenteil ist das Kraut – Thymi vulgaris bzw. serpylli herba. Es gibt sehr viele wertvolle Bastarde bei den Thymus-Gewächsen. Die Gattung Thymus hat die vielfältigsten Varianten in der Familie der Lippenblütler – Labiatae. Allein beim „echten Thymian" gibt es weit über hundert verschiedene Arten – und heilwirksam sind sie alle. Kneipp, der den Thymian in verschiedenster Weise eingesetzt hat, wird sich sicher mehr am Aromawert und weniger an der botanischen Bezeichnung orientiert haben. Einer der Namen des wilden Thymian ist „unser lieben Frauen Bettstroh". Die Dominikanerinnen von Wörishofen haben damit ihre Matratzen und Kopfkissen angereichert; gegen Bauchkrämpfe, Menstruationsbeschwerden, zur Erleichterung der Atmung. Kneipp rühmt auch den Wert des wilden Thymian als Inhalt von Kräuterkissen an erster Stelle. Heute ist der Thymian fast nur mehr als Hustenmittel bekannt.

Offizinell ist der „echte", der vorwiegend aus den europäischen Mittelmeerländern importiert wird. Dabei wird auf das ätherische Öl als Leitsubstanz standardisiert – nur Ware mit mehr als 1,5 % davon darf als Heilmittel gehandelt werden.

Als Haupteinsatzgebiet gilt der krampfhafte Husten bei chronischer Bronchitis, Staubhusten und bei den verschiedenen Formen des Reizhustens. Es gibt verschiedene Darreichungsformen auf Thymianbasis:

Der Tee:
2 Teelöffel Thymiankraut werden mit 1 Tasse siedendem Wasser überbrüht, 10 Minuten bedeckt ziehen gelassen und abgeseiht. Mit Honig gesüßt in betont kleinen Schlucken gut warm trinken.

In den alten Kneipp-Schriften findet man sehr oft folgendes Gemisch zitiert:

Thymiankraut...1 Teil
Waldmeisterkraut...5 Teile
Erdbeerblätter...10 Teile

Herstellung durch Überbrühen und 10 Minuten ziehen lassen. Dieser Tee wird als Frühstückstee empfohlen, als besserer und gesünderer Ersatz für den viel teureren Russischen Tee. Milch, Sahne und/ oder Zucker bzw. Honig kann ebenso wie bei jenem verwendet werden. Schon um 1890 galt dieser Tee als eine der Wörishofener Standardmischungen. Im Ersten Weltkrieg wurde er zum echten „Ersatz", da Russischer Tee durch die Wirtschaftsblockade Deutschlands und Österreichs kaum mehr erhältlich war. Heute mischt man den Thymian gerne mit dem

Sonnentau – Drosera rotundifolia:
Thymiankraut...3 Teile
Sonnentaukraut...1 Teil

Herstellung durch Überbrühen, 10 Minuten bedeckt ziehen lassen, abseihen und mit wenig Milch (Sahne) und Honig versetzen. Dieser Tee gilt als besonders wirksamer Abendtee. Ein Molekül im Sonnentau, als CON bezeichnet, wirkt für sich krampflösend. Kombiniert mit dem Thymian potenziert sich der Effekt. Allerdings muß das Verhältnis gewahrt bleiben – weniger Sonnentau als Thymian. Sonst ergänzen die beiden Pflanzen einander nicht sinngerecht.

Sehr beliebt sind die verschiedenen Thymian-Sirup-Zubereitungen, vor allem in der Kinderheilkunde. Wässriger Thymianextrakt wird mit einer hochkonzentrierten Zuckerlösung gemischt. Dabei werden 160 Teile Rohrzucker und 100 Teile destilliertes Wasser verkocht, stabilisierende Substanzen beigefügt und der so gewonnene Sirup im Verhältnis von 4:1 Teilen mit Thymianextrakt versetzt. Es gibt verschiedene Varianten.

Tab. 8: Heilpflanzen mit vorwiegender Wirkung auf die Atemorgane

Lateinische Bezeichnung	*Deutsche Bezeichnung*	*Anwendungsgebiet*
Althaea radix Althaea folium Althaea flos	Eibischwurzel Eibischblätter Eibischblüte	Schleimstoffträger bei trockenem Husten
Malvae folium Malvae flos	Malvenblatt Malvenblüte	Schleimstoffträger bei trockenem Husten
Farfarae folium Farfarae flos	Huflattichblatt Huflattichblüte	Schleimstoffträger u. Bitterstoffträger bei chronischem Husten
Petasitidis folium	Pestwurzblatt	Krampfhusten Beruhigungsmittel
Plantaginis lanceolatae folium Plantaginis lanceolatae herba	Spitzwegerichblatt Spitzwegerichkraut	Allgemeines Hustenmittel, Aufbau der Widerstandskraft
Primula radix Primulae flos	Primelwurzel Primelblüte	Seifenträger, zur Schleimlösung bei akuter und chronischer Bronchitis, Gelenkbeschwerden
Violae odoratae radix Violae odoratae flos Violae odoratae folium	Veilchenwurzel Veilchenblüte Veilchenblatt (wohlriechendes Veilchen)	Seifenträger, zur Schleimlösung bei akuter und chronischer Bronchitis
Pulmonariae herba	Lungenkraut	Seifenträger Kieselsäureträger zur Schleimlösung und zum Aufbau der Widerstandskraft
Pimpinellae radix	Bibernellenwurzel	Seifenträger, Aromaticum zum Abhusten
Anisi fructus	Anisfrucht	Aromaticum zum Abhusten, blähungswidrig
Thymus vulgaris herba Thymus serpylli herba	Thymiankraut Quendelkraut	Krampfhusten, Reizhusten bei akuten und chronischen Lungenerkrankungen
Droserae herba	Sonnentaukraut	Krampfhusten, Reizhusten

Tab. 9: Kneipps bevorzugte Teegemische bei Atemwegserkrankungen

Lateinische Bezeichnung	*Deutsche Bezeichnung*	*Teile*	*Wirkung*
Plantaginis lanc. herba	Spitzwegerichkraut	2	Erkältung,
Farfarae folium	Huflattichblatt	1	Husten und
Absinthii herba	Wermutkraut	Prise	Verschleimung
Plantaginis lanc. herba	Spitzwegerichkraut		Gegen
Urticae herba	Brennesselkraut	gleiche	Reizhusten
Salviae folium	Salbeiblatt	Teile	
Violae odoratae folium	Veilchenblatt		
Plantaginis lanc. herba	Spitzwegerichkraut		Hustentee
Primulae flos	Primelblüte	gleiche	
Foeniculi fructus	Fenchelfrucht	Teile	
Thymi herba	Thymiankraut		
Thymi herba	Thymiankraut	1	Haustee des
Asperulae odoratae herba	Waldmeisterkraut	5	Kneippianum
Fragariae folium	Erdbeerblatt	10	Wörishofen
Malvae folium	Malvenblatt	gleiche	Milder
Malvae flos	Malvenblüte	Teile	Aushust-Tee
Verbasci flos	Wollblumenblüte		
Plantaginis lanc. herba	Spitzwegerichkraut		Chronische
Plantaginis major. herba	Breitwegerichkraut	gleiche	Bronchitis
Farfarae folium	Huflattichblatt	Teile	
Salviae folium	Salbeiblatt		
Urticae herba	Brennesselkraut		
Plantaginis lanc. herba	Spitzwegerichkraut	gleiche	Chronische
Pulmonariae herba	Lungenkraut	Teile	Bronchitis
Primulae flos	Primelblüte		Chronische
Anisi fructus	Anisfrucht	gleiche	Bronchitis
Foeniculi fructus	Fenchelfrucht	Teile	
Farfarae folium	Huflattichblatt		
Violae odoratae folium	Veilchenblatt	4	Kneipps
Rubi fruticosi folium	Brombeerblatt	4	persönlicher
Pruni avii folium	Kirschblatt	4	Haustee
Asperulae odoratae herba	Waldmeisterkraut	1	
Violae odoratae flos	Veilchenblüte	1	

Heilpflanzen zum Aufbau der Widerstandskraft

Kneipp-Anwendungen und die Lebensbedingungen des vorgeschichtlichen Menschen

Ein besonderer Sektor der Wasseranwendungen dient dem Aufbau der Widerstandskraft. Kneipp hat sie „Abhärtungs-Mittel" genannt – das Barfußgehen, das Kaltbaden der Arme und Beine sowie den Knieguß und den Oberguß. Sie dienen in erster Linie der Erhaltung der Gesundheit und dem Aufbau der Widerstandskraft gegen drohende Infekte. In Wirklichkeit aber entsprechen sie auch dem täglichen Erleben eines Menschen vor der Erfindung von Schuhwerk, Ackerbau und Zivilisation. Damals gab es Regengüsse und nasses Gras, aber weder Schirm noch Mantel, Flüsse wurden an seichten Stellen überquert und noch nicht überbrückt; Sumpfwiesen waren bevorzugte Jagdgebiete, da der Zweibeiner nur dort mit seinen vergleichsweise großen Fußflächen den grazilen Vierbeinern läuferisch überlegen ist. Der Besitz von guten Wasserstellen und der möglichst tägliche Regen, der immergrüne Gebiete fruchtbar macht, dürften in den Träumen unserer Vorfahren aus dieser Zeit oft vorgekommen sein.

Dieses Leben in der Urzeit unserer Art ist eigentlich erst vor kurzem vergangen – um eine (übertrieben exakte, aber brauchbare) Vergleichszahl zu nennen: 245.500 Generationen lang lebten die Menschen automatisch mit täglichen „Kneipp-Anwendungen", und erst seit 500 Generationen leben sie in der Zivilisation. Im Schutz von Siedlungen, umgeben von wind- und wettertüchtigen Mauern, ohne den Zwang, sich die Nahrung Tag für Tag persönlich erlaufen zu müssen. Diese wuchs zwar nach wie vor von selbst, aber der Mensch hatte gelernt, die Wachstumsbedingungen zu steuern. Man konnte die Nahrung auch speichern, weil sie Jahr für Jahr „vor Ort" gedieh. Man brauchte nicht mehr auf der Suche nach Eßbarem in jeden Regen zu gehen. Die Bedingungen für den heimischen Herd waren erfunden. Und genau deshalb mußten die abhärtenden Wasseranwendungen noch einmal entdeckt werden – als täglich notwendiger Reiz, der dem Menschen nun abging. Jene Regelsysteme, die das kalte Wasser als angemessene Reizform benötigen, begannen zu verkümmern. In nur 500 Generationen konnte der Mensch vieles erfinden, für die um 10.000 vor Christus lebenden Urahnen wohl auch schwer Vorstellbares. Aber die für die Funktionstüchtigkeit unseres Körpers wichtigen Regelkreise und ihre den notwendigen Reiz setzenden Partner aus der Natur haben sich seither nicht geändert. Zur Erprobung und Erhaltung unserer aktuellen Widerstandskraft brauchen wir den periodischen kalten Guß. Wie unsere Urahnen vor hundert, tausend oder fünf Millionen Jahren – so alt nämlich, glaubt man heute, ist der Mensch als Art.

Nun gilt eine ähnliche Überlegung auch für viele Kräuter, die wir heute – mit einem Fachausdruck – als „milde Heilpflanzen" bezeichnen. Sie sind uns als *Nahrungsmittel* verloren gegangen. Vor der Erfindung des Ackerbaus als Monokultur deckte der Mensch seinen Bedarf an pflanzlichen Nahrungsmitteln von Wiesen, fruchttragenden Büschen und Bäumen. Unsere heutigen Getreide (Weizen, Roggen, Hafer, Gerste, Hirse, Buchweizen, Reis) gibt es, in menschheitsgeschichtlichen Dimensionen gesehen, erst seit sehr kurzer Zeit. Sie sind durch Zufallskreuzung aus eßbaren Gräsersamen entstanden – einige unserer Vorfahren vor 10.000 oder 12.000 Jahren werden ihren Wert als Kulturpflanze erkannt, eine Handvoll Körner auf einen vorher entsprechend gereinigten Boden ausgesät, das Kulturgut gepflegt und geerntet haben. Die erste wiederholbare Ernte, die bis heute durchgezogen wurde, hat die Zivilisation gebracht.

Was beim Bemühen des Menschen, reine Kulturen zu züchten, geopfert wurde, waren die „Unkräuter". Pflanzen, die vor der Entdeckung der Monokultur im natürlichen Nahrungsangebot des Menschen mitenthalten waren, beim Sammeln von in der Mischkultur gewachsenen eßbaren Gräsersamen, Früchten und Beeren; Teile von Blüten, Blättern, Gräsern, Hölzern, Rinden und Wurzeln. So genau konnte sie der Mensch vor der Erfindung des Siebes, das nach Größe, oder des Wasserbehälters, der nach Schwere trennte, nicht auslesen. Ein wenig Unkraut-Heilkraut war immer dabei. Kleine Verunreinigungen – so wird sich der eine oder andere unserer Vorfahren damals gedacht haben – gehören eben dazu. Und hat sie mitgegessen, um ihren Wert wissend oder nicht.

In diesem Zusammenhang nun ist ein Gedanke Sebastian Kneipps, den man in seinen Schriften und überlieferten Vorträgen gar nicht so selten findet, sehr bemerkenswert: „Die Heilkräuter sind nichts anderes als eine besondere Form der Nahrung." Oder: „Ich habe von jeher den Kräutern nicht bloß eine heilende, sondern auch eine nährende Kraft zugesprochen." Zu dieser Überlegung war der junge Kneipp schon als Hüterbub gekommen, als ihm auffiel, daß seine Kälber besser gediehen, wenn er ihnen zur Milch verschiedene

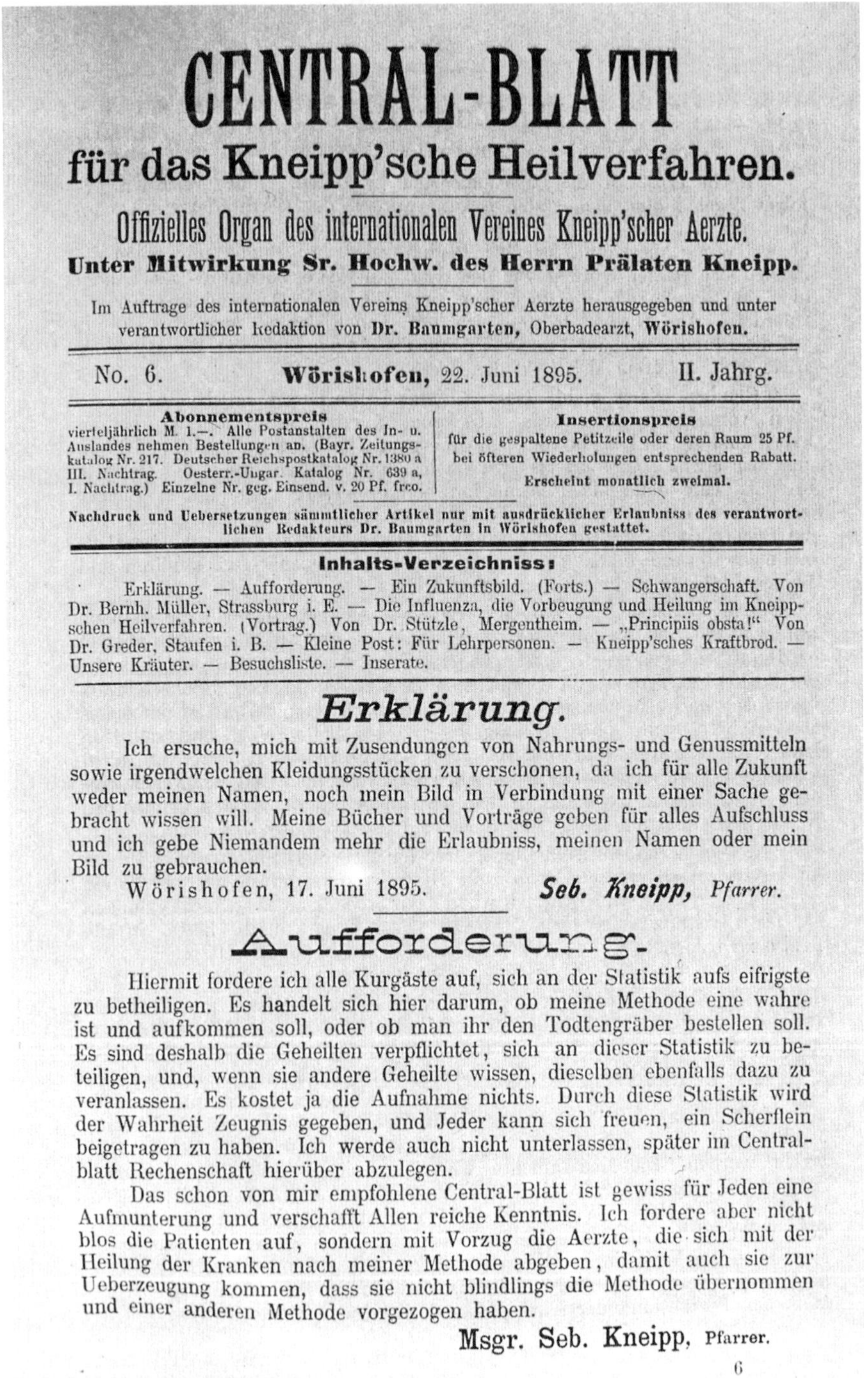

CENTRAL-BLATT
für das Kneipp'sche Heilverfahren.

Offizielles Organ des internationalen Vereines Kneipp'scher Aerzte.

Unter Mitwirkung Sr. Hochw. des Herrn Prälaten Kneipp.

Im Auftrage des internationalen Vereins Kneipp'scher Aerzte herausgegeben und unter verantwortlicher Redaktion von **Dr. Baumgarten,** Oberbadearzt, **Wörishofen.**

No. 6. **Wörishofen,** 22. Juni 1895. II. Jahrg.

Abonnementspreis
vierteljährlich M. 1.—. Alle Postanstalten des In- u. Auslandes nehmen Bestellungen an. (Bayr. Zeitungskatalog Nr. 217. Deutscher Reichspostkatalog Nr. 1380 a III. Nachtrag. Oesterr.-Ungar. Katalog Nr. 639 a, I. Nachtrag.) Einzelne Nr. geg. Einsend. v. 20 Pf. frco.

Insertionspreis
für die gespaltene Petitzeile oder deren Raum 25 Pf. bei öfteren Wiederholungen entsprechenden Rabatt.

Erscheint monatlich zweimal.

Nachdruck und Uebersetzungen sämmtlicher Artikel nur mit ausdrücklicher Erlaubniss des verantwortlichen Redakteurs Dr. Baumgarten in Wörishofen gestattet.

Inhalts-Verzeichniss:

Erklärung.

Ich ersuche, mich mit Zusendungen von Nahrungs- und Genussmitteln sowie irgendwelchen Kleidungsstücken zu verschonen, da ich für alle Zukunft weder meinen Namen, noch mein Bild in Verbindung mit einer Sache gebracht wissen will. Meine Bücher und Vorträge geben für alles Aufschluss und ich gebe Niemandem mehr die Erlaubniss, meinen Namen oder mein Bild zu gebrauchen.

Wörishofen, 17. Juni 1895. *Seb. Kneipp, Pfarrer.*

Aufforderung.

Hiermit fordere ich alle Kurgäste auf, sich an der Statistik aufs eifrigste zu betheiligen. Es handelt sich hier darum, ob meine Methode eine wahre ist und aufkommen soll, oder ob man ihr den Todtengräber bestellen soll. Es sind deshalb die Geheilten verpflichtet, sich an dieser Statistik zu betheiligen, und, wenn sie andere Geheilte wissen, dieselben ebenfalls dazu zu veranlassen. Es kostet ja die Aufnahme nichts. Durch diese Statistik wird der Wahrheit Zeugnis gegeben, und Jeder kann sich freuen, ein Scherflein beigetragen zu haben. Ich werde auch nicht unterlassen, später im Centralblatt Rechenschaft hierüber abzulegen.

Das schon von mir empfohlene Central-Blatt ist gewiss für Jeden eine Aufmunterung und verschafft Allen reiche Kenntnis. Ich fordere aber nicht blos die Patienten auf, sondern mit Vorzug die Aerzte, die sich mit der Heilung der Kranken nach meiner Methode abgeben, damit auch sie zur Ueberzeugung kommen, dass sie nicht blindlings die Methode übernommen und einer anderen Methode vorgezogen haben.

Msgr. Seb. Kneipp, Pfarrer.

6

Abb. 9:
Titel des Centralblattes No. 6/II. Jahrgang.

Kräutertees mischte. Die Trennung in Nahrungspflanzen und Heilpflanzen (wie sie heute noch üblich ist) hielt er demnach auch für falsch: „Wer mag den Salat nicht, die Kresse, den Spinat, den Sauerampfer, die Brennessel etc.! Wie diese Kräuter früher als Nährmittel ausgewählt wurden, so wurden andere als Heilmittel gegen verschiedene Gebrechen ausgewählt – Dornschlehblüte, Tausendguldenkraut, Wermut, Spitzwegerich und viele andere Kräuter. Ich aber verfolgte den Gedanken: Werden diese Kräuter nicht auch als Nährmittel in der Natur eine besondere Wirkung hervorbringen können? Und ich habe da recht viele Überzeugungen gewonnen."

So begann er, Heilkräuter auch dem Gesunden zu empfehlen, als eine Art notwendige Ergänzung der „einseitigen" Ernährung. Den Begriff „einseitig", Modewort von heute für „Fehlverhalten aufgrund mangelnder Gesamtsicht", hat Kneipp in diesem Sinn schon vor mehr als 100 Jahren verwendet. In einem besonders kalten Winter hatten alle Kinder einen „gewaltigen Husten". Kneipp verordnete keine speziellen Pflanzengemische (probierte es vielleicht und war damit nicht erfolgreich). Er untersuchte die zur Tierfütterung angelegten Heulager, nahm das Heu mit der größten Dichte an Kräutern und bereitete daraus einen Tee. Davon wurden die Kinder gesund. Mehr noch: „Der Husten ließ bald nach; dabei fiel mir aber auf, daß diese Kinder sich nicht bloß bald erholten, sondern noch ein frischeres und besseres Aussehen bekamen, und ich konnte die Ursache davon nichts Anderem als diesem Thee zuschreiben." Die Kinder wurden also nicht nur gesund, sondern kerngesund, besonders gesund. Der Schluß liegt auf der Hand: Zuvor waren sie im Zustand der Mangelernährung, mit Schwächung des Immunsystems als Folge. Daraufhin der allgemein verbreitete Winterinfekt. Die speziellen Nährstoffe aber, die ihnen damals offenbar fehlten, finden sich nicht in den seit der Zivilisation üblichen Nahrungsmitteln, sondern in den Kräutern einer Wiese. Hitzeunempfindliche Stoffe – Kneipp überbrühte seine Teezubereitungen nicht, sondern verkochte sie. Also nicht etwa das Vitamin C – was im geschilderten Zusammenhang denkbar wäre.

Es sind vielmehr Stoffe mit immunstabilisierender Wirkung, wie die hellen Farbmoleküle vieler Blätter und Blüten, mit Hemmwirkung auf die Ausbreitung von Keimen, wie die dunklen Farbmoleküle anderer Blätter, vieler Fruchtschalen und einiger Wurzeln mit antibiotischer, also keimvernichtender Wirkung, wie sie zum Beispiel die Wegeriche besitzen. Diese haben antiseptische, Gärungs- und

Fäulnisprozesse verhindernde Wirkung, wie sie viele Aromastoffe aus Blättern, Blüten, Wurzeln, Gräser- und Kräutersamen ausüben, mit der kräftigenden Wirkung anderer Aromastoffe oder vieler Bitterstoffe aus Blättern, Blüten, Wurzeln und Rinden auf Nervensystem, Verdauungsleistung und Abwehr.

Man kennt heute sogar Pflanzeninhaltsstoffe mit Wirkung gegen die Entstehung und gegen das Wachstum von bösartigen Geschwülsten – pflanzliche Antikanzerogene. Einige davon sind auch in den heute üblichen pflanzlichen Nahrungsmitteln mehr oder weniger gut vertreten: Die Vitamine A, E und C, die Selensalze oder die Ellagsäure. Die Mehrzahl der bisher bekannten antikanzerogenen Naturstoffe aber findet man konzentriert nur in den „milden Heilkräutern". Natürlich sollte man sie vorbeugend nutzen! Als Erstprävention, vor jedem Anzeichen einer Störung. In kleinen, aber regelmäßigen Mengen und möglichst breit gestreut. Kneipp: „... auch ich bin der Überzeugung, daß es nicht richtig wäre, wenn man lauter Kräuterthee nehmen würde. Wenn man hingegen von Zeit zu Zeit eine kleine Portion nimmt, so kann die Natur dies gut verwerten, und der Erfolg wird nicht ausbleiben." Welche Kräuter er meint, definiert Kneipp etwas umständlich, aber auch unmißverständlich: „Weil aber die Kräuter ganz unschädlich sind und nie Verderben bringen können, so darf man nie fürchten, man schade sich ... und man kann deshalb auch aus verschiedenen Kräutern eine Zusammenstellung machen."

Wenn man nun den Bogen der Gedankengänge Sebastian Kneipps nachvollzieht, lösen sich die Grenzen zwischen pflanzlichem Nährstoff und pflanzlichem Heilstoff (zwischen sattmachender Nahrung und heilsamer Medizin) ganz von selbst. Heute können wir ja fast den Zeitpunkt bestimmen, an dem sich die Menschen ihre eßbare Pflanzenwelt in anbaufähiges und sammelnotwendiges Gut zerteilten. Vorher gab es diese Grenzen nicht. Freilich ist Kneipp nicht aufgrund solcher Überlegungen zu seinen Ansichten gelangt. Sondern er hat „da recht viele Überzeugungen gewonnen". Er war eben einer jener Menschen, deren innere Sicht der Dinge den Gegebenheiten der äußeren Wirklichkeit besonders gut entspricht. Solche Menschen entwickeln richtige Gedankengänge aus dem eigenen Selbst.

Übersicht nach dem Wirkstoffgehalt

Wirkstoff Flavonoid
Unter „Flavonoiden" versteht man eine in Pflanzen vorkommende Molekülgruppe. Alle Flavonoide besitzen ein gemeinsames chemisches Grundgerüst – es entspricht dem Molekül *Querzetin*, dem gelben Farbstoff der Färbereiche (Quercus velutina). Deshalb wurde das lateinische flavus (=gelb) als Bezeichnung gewählt. In Wirklichkeit sind nicht alle Flavonoide gelb. Es gibt unter ihnen auch farblose, rote und blaue Pflanzenstoffe, wie in den Blüten der Rose oder der Kornblume.

Die Flavonoide sind für unsere Gesundheit von großer Bedeutung. An der folgenden Zusammenstellung ihrer Wirkungen erkennt man sofort, daß ein besonderes Einsatzgebiet eigentlich in der Vorbeugung liegt.

Die Hauptwirkungen der Flavonoide:

1. Verbesserung der Durchblutung. Kräftigung der kleinen Blutgefäße. Verbesserung der Fließeigenschaften des Blutes. Günstiger Einfluß auf den Cholesterin-Stoffwechsel. Schutz gegen Streßreaktionen der Blutgefäße – zum Beispiel der Krampfbereitschaft der Herzkranzarterien.

2. Schutz der lebenswichtigen Organe Leber und Niere gegen Gifteinwirkung. Verbesserung des Galleflusses. Schutz der Magenschleimhaut – Herabsetzung der Neigung zu Magengeschwüren.

3. Wirkung gegen mögliche Krankheitsauslöser.
a) Gegen Schadbakterien, Schadpilze, Viren, Schadinsekten.
b) Hebung der Widerstandskraft der Einzelzellen unseres Körpers gegen schädliche Einflüsse – z.B. Strahlen. Herabsetzung der Neigung der Zellen, krebsig zu entarten (aus welchen Gründen auch immer).

4. Verbesserung der Körperregulation.
a) Minderung der Neigung zu Krämpfen, der speziellen Neigung zu Asthma, der Reaktion auf Auslöser von Allergien. Verbesserung der Wundheilung.
b) Regulation der Fermentleistung – selektive Förderung schwacher bzw. Dämpfung überschießender Ferment-Aktivitäten.

Diese zweifellos beeindruckende Aufstellung geht auf Forschungen des deutschen Pharmazeuten *G. Wurm* zurück, veröffentlicht 1974. Die Pflanzen mit Flavonoidgehalt gehören zu den einfachsten und zum Teil meistgebrauchten der Volksmedizin. Als Heilmittel, denn auch die Volksmedizin verstand sich stets als „kurative" Medizin. Man wartet, bis eine Krankheit ausgebrochen ist, um sie zu kurieren. Und die Flavonoide besitzen auch durchaus brauchbare kurative Wirkungen. Ihr wirklicher Wert aber liegt in der Vorsorge, in der Nutzung ihrer „nährenden Kraft", um Kneipps Begriff zu verwenden.

Heilpflanzen mit gutem Gehalt an Flavonoiden

Naturgemäß kommen die meisten Flavonoide in den oberirdischen Pflanzenteilen vor – in Blüten, Blättern, dem ganzen Kraut, auch in jungen Rinden, Fruchtschalen und Früchten mit Samen. Von den unterirdischen Pflanzenteilen (Wurzeln, Wurzelstöcke, Knollen) besitzen manche Sorten ebenfalls Flavonoide, wie etwa der Galgantwurzelstock. Als Flavonoid-Lieferanten spielen sie keine bedeutende Rolle. Folgende Aufzählung orientiert sich am verwendeten Pflanzenteil.

Blüten

Die Grasblüte, Heublumen – Graminis flos
Sie sind eigentlich die Gesamtheit des Materials einer Wiese nach der Mahd. Durch fermentative Prozesse während des Trocknens entsteht der typische Heugeruch, wobei das Ruchgras (Antoxanthum odoratum, eine der Grassorten) beim Verwelken das intensiv riechende Cumarin bildet. Gewonnen werden die Heublumen durch Absieben von Heu oder, wie Kneipp es praktiziert hat, durch Einsammeln der auf den Boden der Tenne gefallenen Früchte, Blüten, Blatteile usw., nachdem das Heu am Ende des Winters verfüttert war. Man kann aber auch das ganze Heu verwenden – damit hat Kneipp ja die erkrankten Kinder geheilt.

Die Verwendung des kräuterreichen Heues bzw. der Heublumen als Tee scheint in Vergessenheit geraten zu sein. Auch Dr. *Scholz*, der Kneipp noch persönlich kannte, erwähnt in seinem großen Artikel „Über die Heublumen" (1910) nur die äußerliche Anwendung. Und doch entsprechen gerade *die Heublumen als Gemisch* am ehesten jener verloren gegangenen Nahrung, die wir heute als „milde Heilkräuter" bezeichnen. Heublumen sind zweifelsfrei eine Ganzheit, mehr als eine einzelne Pflanze es sein kann; die Ganzheit des eßbaren, nicht giftigen Teiles einer naturgewachsenen Mischwiese. Eine solche Wiese enthält grundsätzlich dieselben Nährstoffe wie unsere heutigen pflanzlichen Standardnahrungsmittel: Kohlenhydrate, Fette, Eiweiß, Vitamine, Mineralstoffe, Ballaststoffe und Wasser. Daß wir davon nicht – wie beispielsweise eine Kuh – leben können, hängt mit Verwertungsschwierigkeiten zusammen, nicht mit einem Grundprinzip unseres Stoffwechsels. Eine Mischwiese, und das ist wichtig, enthält aber auch bestimmte zusätzliche Stoffe, die unseren pflanzlichen (und ebenso den tierischen) Nahrungsmitteln weitgehend fehlen: Moleküle, die offiziell nicht als „notwendige Nährstoffe" gelten, und daher nicht Gegenstand der Ernährungsforschung sind, sondern eben der Pflanzenheilkunde. Das ist nicht immer ganz schlüssig. Denn manchmal drängt sich die Frage geradezu auf, ob ein solches zugeführtes Molekül wirklich heilt oder ob es nur seinen eigenen Mangel (als Nährstoff) behebt.

Es gibt hier einige Hinweise: Das letzte „Unkraut", das man nicht ausrotten konnte, ist das Wilde Stiefmütterchen – Viola tricolor. Es heißt auch Ackerstiefmütterchen, weil es sogar auf Äckern wächst, die der

Mensch eigentlich davon reinhalten wollte. Als *Unkraut* ist es ein kaum verwüstlicher Getreidebegleiter, als *Heilpflanze* wird es entweder an wilden Standorten gesammelt oder in Kulturen gezüchtet (in Frankreich, Holland, Südamerika usw.). Das Anwendungsgebiet sind Hauterkrankungen – Ekzeme, Flechten, Akne. Zumindest aus der Mäuse-Ernährung weiß man folgendes: Gibt man den Tieren peinlich gereinigtes, stiefmütterchenfreies Getreide, dann erst erkranken sie an Ekzemen. Auf verunkrautetes Getreide oder gar absichtlichen Stiefmütterchen-Zusatz werden sie wieder gesund. Folgerichtig müßte man dieses Mäuse-Ekzem als „Stiefmütterchenmangelkrankheit" bezeichnen. Und, um es genauer zu wissen, jenes Molekül im Stiefmütterchen eruieren, auf das es in erster Linie ankommt. Dann nämlich kann man den Begriff einengen, auf zum Beispiel: „Viola-Querzitrin-Mangelkrankheit" oder „Viola-Xanthin-Mangelkrankheit" oder „Viola-Saponin-Mangelkrankheit". Das Viola-Querzitrin ist ein Flavonoid, das Viola-Xanthin eine Carotinoidgruppe, Viola-Saponine sind Seifenmoleküle. In Frage kommen alle drei, denn ihre Wirkung auf die Haut ist bekannt. Es kann auch ein Schleimstoff sein, das wilde Stiefmütterchen ist reich daran. Was immer herauskommt: Der oder die Stoffe müßten den Status als „Heilstoff" verlieren, dafür aber in die Liste der „notwendigen Nährstoffe" aufgenommen werden. Denn die Definition, seine Zufuhr bewirke Heilung von aus anderen Gründen entstandener Krankheit, ist zumindest nicht ganz korrekt: Zuerst besteht doch hier der Mangel an einem Molekül, der zur Krankheit führt. Und die Zufuhr dieses Moleküls korrigiert den Mangel. Das aber sind Eigenschaften von Nährstoffen, nicht von Heilstoffen. Für Fachwissenschaftler ist der Unterschied gewaltig, für den fachkundigen Leser vielleicht eine der großen Fragen nach seiner persönlichen Gesundheit.

Die Heublumen-Mangelkrankheit

Ganz so abwegig ist der Begriff nicht: Viele Menschen von heute leiden wahrscheinlich an den Folgen des Mangels an den Früchten der Wiese. Exakter: an Nährstoffen, die nur in den Pflanzen und Pflanzenteilen einer guten Mischwiese (nicht aber in unserer üblichen Kost) vorkommen. Es gibt viele Stoffe, die man hier anführen könnte. Ein (in diesem Zusammenhang) gutes Beispiel ist der Löwenzahn (Taraxacum officinale). Seine Blätter und Wurzeln enthalten das Bitterstoffgemisch „Taraxacin". Es ist in mehrfacher Hinsicht bemerkenswert:

1. Es verhindert die Bildung von Gallensteinen, wenn man vom Löwenzahn vorbeugend Gebrauch macht. Bestehende Gallensteine vermag es nicht zu beeinflussen. Wohl aber die Neigung zur Gallensteinbildung, die sogenannte Gallenstein-Diathese (Diathese = Veranlagung). Diese Eigenschaft des Löwenzahns gilt heute als „durch neuere Forschungen ausreichend begründet", wie der deutsche Internist und Heilpflanzenspezialist *Fritz Rudolf Weiß* schreibt (1986, 1991). Das ist eine sehr wichtige Aussage. Denn 12 Prozent aller Mitteleuropäer haben bereits Gallensteine – fast 20 Millionen Erwachsene, 15 Millionen Frauen und 5 Millionen Männer.

2. Man kennt heute die Moleküle, die gemeinsam das Taraxacin bilden. Sie sollen hier (ausnahmsweise, weil den meisten Lesern chemische Formeln eher nichts sagen) aufgezählt werden.

a) Tetrahydroridentin B

b) Taraxacolid beta D glucopyranosid

c) Taraxinsäure-beta-D-glucopyranosid

d) 11,13-Dihydrotaraxinsäure-beta-D-glucopyranosid

e) Taraxacosid

Die schriftliche Darstellung der Formeln ist deshalb so lang, weil die Moleküle relativ kompliziert aufgebaut sind. Wichtig zu wissen ist, daß es diese Stoffe *nur* im Löwenzahn gibt. Anderweitig hat man sie noch nicht gefunden. Nun kann man eigentlich sagen: „Das Nichtessen von Löwenzahnblättern ist Mitursache bei der Entstehung von Gallensteinen – weil die Gallensteine verhindernden Stoffe vom oben genannten Typ praktisch nur im Löwenzahn vorkommen." Man kann aber auch sagen: „Das Essen von Löwenzahnblättern oder das Trinken von Löwenzahntee kann bei bereits bestehenden Gallensteinen Erleichterung bringen, da der Gallefluß angeregt wird. Die Gallensteine selbst aber werden nicht beeinflußt (allenfalls ein Wachstums-Stop). Die Anregung des Galleflusses kann manchmal sogar auch nachteilige Folgen haben: Wenn nämlich ein sehr kleiner Stein mobilisiert wird und den Gallengang verlegt – das macht dann die Gallensteinkolik." Besser in jedem Fall ist also, *vorher* vom Löwenzahn Gebrauch zu machen – ihn nicht erst als Heilmittel zu erproben, sondern als Nahrungsmittel – mehr oder weniger von Jugend an. Und dies ganz besonders, wenn man zur gefährdeten Gruppe der gallensteinanfälligen Menschen gehört.

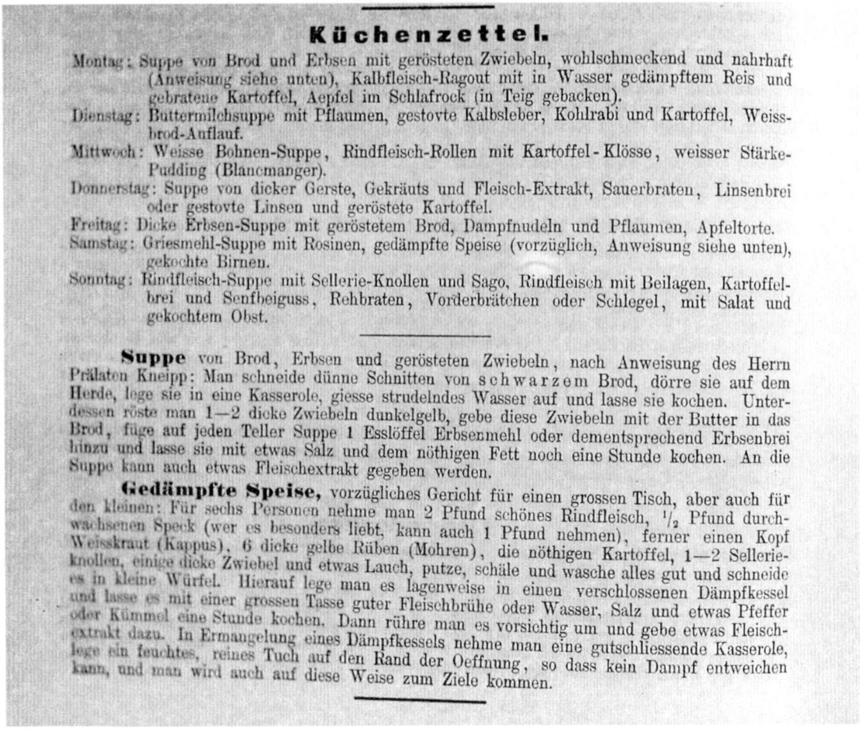

Küchenzettel.

Montag: Suppe von Brod und Erbsen mit gerösteten Zwiebeln, wohlschmeckend und nahrhaft (Anweisung siehe unten), Kalbfleisch-Ragout mit in Wasser gedämpftem Reis und gebratene Kartoffel, Aepfel im Schlafrock (in Teig gebacken).

Dienstag: Buttermilchsuppe mit Pflaumen, gestovte Kalbsleber, Kohlrabi und Kartoffel, Weissbrod-Auflauf.

Mittwoch: Weisse Bohnen-Suppe, Rindfleisch-Rollen mit Kartoffel-Klösse, weisser Stärke-Pudding (Blancmanger).

Donnerstag: Suppe von dicker Gerste, Gekräuts und Fleisch-Extrakt, Sauerbraten, Linsenbrei oder gestovte Linsen und geröstete Kartoffel.

Freitag: Dicke Erbsen-Suppe mit geröstetem Brod, Dampfnudeln und Pflaumen, Apfeltorte.

Samstag: Griesmehl-Suppe mit Rosinen, gedämpfte Speise (vorzüglich, Anweisung siehe unten), gekochte Birnen.

Sonntag: Rindfleisch-Suppe mit Sellerie-Knollen und Sago, Rindfleisch mit Beilagen, Kartoffelbrei und Senfbeiguss, Rehbraten, Vorderbrätchen oder Schlegel, mit Salat und gekochtem Obst.

Suppe von Brod, Erbsen und gerösteten Zwiebeln, nach Anweisung des Herrn Prälaten Kneipp: Man schneide dünne Schnitten von schwarzem Brod, dörre sie auf dem Herde, lege sie in eine Kasserole, giesse strudelndes Wasser auf und lasse sie kochen. Unterdessen röste man 1—2 dicke Zwiebeln dunkelgelb, gebe diese Zwiebeln mit der Butter in das Brod, füge auf jeden Teller Suppe 1 Esslöffel Erbsenmehl oder dementsprechend Erbsenbrei hinzu und lasse sie mit etwas Salz und dem nöthigen Fett noch eine Stunde kochen. An die Suppe kann auch etwas Fleischextrakt gegeben werden.

Gedämpfte Speise, vorzügliches Gericht für einen grossen Tisch, aber auch für den kleinen: Für sechs Personen nehme man 2 Pfund schönes Rindfleisch, 1/2 Pfund durchwachsenen Speck (wer es besonders liebt, kann auch 1 Pfund nehmen), ferner einen Kopf Weisskraut (Kappus), 6 dicke gelbe Rüben (Mohren), die nöthigen Kartoffel, 1—2 Sellerieknollen, einige dicke Zwiebel und etwas Lauch, putze, schäle und wasche alles gut und schneide es in kleine Würfel. Hierauf lege man es lagenweise in einen verschlossenen Dämpfkessel und lasse es mit einer grossen Tasse guter Fleischbrühe oder Wasser, Salz und etwas Pfeffer oder Kümmel eine Stunde kochen. Dann rühre man es vorsichtig um und gebe etwas Fleischextrakt dazu. In Ermangelung eines Dämpfkessels nehme man eine gutschliessende Kasserole, lege ein feuchtes, reines Tuch auf den Rand der Oeffnung, so dass kein Dampf entweichen kann, und man wird auch auf diese Weise zum Ziele kommen.

Abb. 10:
Küchenzettel aus dem Jahre 1895.

Die Amerikaner, die gerne brauchbare Abkürzungen prägen, haben diese Gefährdung = Neigung zu Gallensteinen, auf die „5 F" präzisiert: fat, female, fair, forty, fecund. Zu deutsch: Übergewichtig, weiblichen Geschlechts, blond und hellhäutig, 40jährig, mehrere Schwangerschaften. Wäre ich (das wissend) eine vollschlanke Blondine mit Kinderwunsch, ich würde vorsorglich schon als junges Mädchen regelmäßig vom Löwenzahn Gebrauch machen, als Salat, Spinat oder Tee. Soweit Löwenzahn als Beispiel für zur Zeit noch nicht anerkannte „Nährstoffe".

Diese den Gallensteinen (oder auch Nierensteinen) vorbeugende Wirkung des Löwenzahns gilt gar nicht als Haupteigenschaft. Diese ist ja nach Heil- bzw. Wirkstoffmustern orientiert. Deshalb wird der Löwenzahn als Antidyskratikum definiert, als „säftereinigendes Mittel". In Wirklichkeit ist beides gleichbedeutend. Das hat Kneipp, der außerhalb jeder Vorgabe denken konnte, schon vor mehr als hundert Jahren durchschaut. Das wilde Stiefmütterchen und der Löwenzahn sind nur zwei von vielen Hinweisen: Die heute übliche

Trennung in Nährstoffe und Heilstoffe sollte ein wenig überdacht und vielleicht korrigiert werden.

Eine Wiese besteht natürlich aus noch viel mehr Einzelpflanzen als nur aus Stiefmütterchen und Löwenzahn. Sie ist eine Lebensgemeinschaft mit ganz großer Mannigfaltigkeit, aber ohne jede Zufälligkeit. Es gibt Pflanzen, die ihre Nährsalze den tieferen Bodenschichten entziehen, wie der eben besprochene Löwenzahn, andere wieder wurzeln an der Oberfläche, wie der Wiesenfuchsschwanz (Alopecurus pratensis), ein Rispenährengras und wahrscheinlich einer der Vorfahren unserer Getreide. Die Eigenschaften der an einer Wiese beteiligten Pflanzen sind in der Form unterschiedlich, aber sie ergänzen sich zwanglos zur Einheit. Das Gänseblümchen liebt den Schatten und nutzt den ausladenden Wiesenkerbel als Sonnenschirm. Dieser hat die pralle Sonne gern.

Die Ur-Wiese gibt es bei uns nicht mehr. Aber sehr gute Nachfolger für die Gewinnung von Heublumen: Glatthaferwiesen mit Bibernelle, Ehrenpreis, Gänsefingerkraut, Angelika, Thymian, Mädesüß; Goldhaferwiesen mit wildem Stiefmütterchen, Tausendguldenkraut, Knabenkraut; Alpenweiden mit den zahlreichen Klee-Arten. Melisse, Rosmarin und Salbei wachsen auf lockeren, sonnigen Böden; Kressen, Lauchsorten und Minzen eher im Halbschatten. Das Stiefmütterchen und der Salbei zeigen einen höheren Basenwert des Bodens an, das Hohlzahnkraut und der Ehrenpreis einen höheren Säurewert. Auf humusreichen Böden gedeihen Brennessel, Taubnessel, Knöteriche und der Hühnerdarm – Vogelmiere, Stellaria media – eine von Kneipp besonders geschätzte Pflanze; das Zinnkraut und die echte Kamille wiederum auf humusarmen Bodenabschnitten. Hochmoore besitzen den seltenen Sonnentau – Drosera angustifolia, die Heilpflanze des Jahres 1991 –, Flachmoore enthalten die Wirkstoffe aller Pflanzengesellschaften, die in 10.000 oder 15.000 Jahren an dieser Stelle eingeschmolzen sind. In besonders reichhaltigen Flachmooren, wie im niederösterreichischen Neydharting, hat man über 300 Heilpflanzen nachweisen können! Nun werden solche Moore selbst als Heilmittel eingesetzt; in der innerlichen Anwendung als Trinkkur. Dabei zeigte sich, daß selbst größere Mengen keine Giftwirkung entfalten. Ein sicherer Hinweis, daß man auch aus Heublumen unbeschadet einen Tee bereiten kann. Es widerspricht zwar den herkömmlichen Regeln für Tee-Rezepte, ein derart vielfältiges, nicht mehr überblickbares Gemisch zu verwenden. Aber: Kneipp hatte, wie wir wissen, gerade damit Erfolg. Offenbar enthält die Gesamtheit einer Wiese wirklich alle jene Nährstoffe, die unserer (noch so ausgeklügelten) zivilisierten Kost abgehen.

Gar so abwegig also ist die Vorstellung vom Bestehen einer „Heublumen-Mangelkrankheit" nicht. Die Symptome müßte man am ehesten mit den bekannten Zeichen eines teilweisen Nährstoffmangels vergleichen: Abnahme der körperlichen und geistigen Leistungsfähigkeit, Müdigkeit, Verstimmung, Reizbarkeit oder Apathie, Neigung zu Infekten, Haut- und Schleimhautschäden, verzögerte Ausheilung nach Erkrankung, Anlagen wie zu Gallensteinen oder zu Allergien verwirklichen sich (früher bzw. überhaupt). Oder, in Abwandlung der Beobachtung Sebastians Kneipps: Die uns zur Verfügung stehenden Nährstoffe im Rahmen einer ausgewogenen Ernährung halten uns der Norm entsprechend gesund. Wenn wir sie mit den (vergessenen) Nährstoffen der Mischwiese aufwerten, sind wir noch gesünder – über die gewohnte Norm hinaus.

Die Zubereitung:
2 Teelöffel Heublumen werden mit 1 Tasse siedendem Wasser überbrüht. 10 Minuten bedeckt ziehen lassen, abseihen. Während der kurmäßigen Anwendung: 1 Eßlöffel mit 1/2 Liter siedendem Wasser überbrühen. Die Menge gilt als Tagesdosis.

Ein besonderes Einsatzgebiet: Heublumen (oder kräuterreiches Heu) als Basisgemisch. Es enthält alle Wirkstoffe der Wiese. Nach Bedarf reichert man mit anderen Heilpflanzen an, um dem Gemisch eine spezifische Wirkrichtung zu geben. Die Zubereitung wird auch hier meist durch Überbrühen erfolgen. Geringe Mengen Sahne und Honig verbessern die Aufnahme der Wirkstoffe. Man kann aber auch, wie Kneipp es gerne praktiziert hat, das Teegemisch in Milch auf kleiner Flamme einige Minuten kochen lassen.

Die Holunderblüte – Sambuci flos
Es sind die Blüten vom Schwarzen Holunder – Sambucus nigra, der in der Volksheilkunde seit jeher eine zentrale Rolle gespielt hat. Was seine Breitenwirkung anbetrifft, kommt er den Heublumen wahrscheinlich am nächsten. Der Holunderstrauch neben dem Haus galt lange als lebende Hausapotheke. Das war aber schon zu Kneipps Zeiten anders: „Jetzt ist er vielfach verdrängt und ausgerottet" und: „Es sollte kein Wohnhaus geben, wo er nicht gleichsam als Hausgenosse in der Nähe wäre oder wieder in die Nähe gezogen würde;

denn am Holunderbaum sind wirksam die Blätter, die Blüthen, die Beeren, die Rinde und die Wurzeln." Man kann hinzufügen: Auch das Holz. Tatsächlich ist jeder Teil des Holunders mit irgendeiner Heilkraft ausgerüstet. Die Blüten, die uns hier interessieren, haben einen besonders hohen Flavonoid-Gehalt. Daran werden sie, als Apotheken-Verkaufsware, auch gemessen. Heute gelten die Holunderblüten als Mittel zur „unspezifischen Resistenzsteigerung". Was Kneipp schon beobachtet hat, wenn er sich auch vorsichtig ausdrückt: „Ich kenne einen Ort, in dem der Schüttelfrost sehr häufig Einzug hält. Dort sieht man auf dem Tisch diese Holunderblüthen- oder Fieberkuchen. Spitzfindig und kritisch habe ich dieses nie untersucht; die Leutchen mögen ganz ruhig bei ihrem Glauben bleiben; denn solche Kost ist gut und gesund." Diese „Fieberkuchen" oder „Schwäbische Küchlein", wie Kneipp sie auch nannte, sind ein Gericht aus gebackenen Holunderblüten. Ein gutes Beispiel für den oft nahtlosen Übergang von Heilmittel zu Nahrungsmittel. Dabei werden die Blütendolden mit Mehl, getrennten Eiern, Milch, Öl und wenig Salz in Butter und/oder Schweineschmalz ausgebacken. Es wird dann mit Staubzucker, Vanillezucker oder Zimt bestreut.

Ähnliche Zubereitungen kannten schon die Griechen um 400 vor Christus. Für sie war der Holunderstrauch der „Heilige Baum", an dem man keinen Frevel begehen durfte. Wenn auch Kneipp während der Niederschrift der „Wasserkur" die „Holunderküchlein" mit Distanz beschrieb, in seinen freien Vorträgen ging er mehr aus sich heraus: „Eine angenehme und gesunde Speise sind im Frühjahr die Holunderküchle. Die Blüthendolden werden in einen dicken Pfannkuchenteig getaucht und in schwimmender Butter gebacken, ganz so wie Apfelküchle. Diese Speise ist nicht allein angenehm, sondern auch blutreinigend. Ganz vorzüglich schweißtreibend ist auch die Hollunderblüthe, als Thee zubereitet; er soll recht heiß getrunken werden." Fast gleichlautend ist der (in Deutschland) vorgeschriebene Wortlaut der Packungsbeilage für Holunderblüten: „Schweißtreibendes Mittel bei der Behandlung von fieberhaften Erkältungskrankheiten." Und unter „Art der Anwendung: ... mehrmals täglich 1 bis 2 Tassen Teeaufguß möglichst heiß trinken".

Der beste Gebrauch der Holunderblüten ist der vorbeugende. Man trinkt ihn etwa 6 Wochen lang *vor* der zu erwartenden Belastung: Grippewelle, Ausbruch der Pollen-Allergie, auch Strahlenbelastung im Sommer-Urlaub. Dann aber trinkt man ihn nicht heiß, sondern am besten bei gewöhnlicher Zimmertemperatur.

Folgende Zubereitung hat sich bewährt:
1 Eßlöffel Holunderblüten mit einem halben Liter siedendem Wasser überbrühen. 10 Minuten bedeckt ziehen lassen, abseihen und über den Tag verteilt trinken ohne aufzuwärmen.

Die schweißtreibende Wirkung ist während der Vorbeugungskur nicht gefragt, eher belastend. Angestrebt wird eine Sättigung des Körpers mit Flavonoiden. Man kombiniert die Holunderblüten gerne mit anderen flavonoidhaltigen Pflanzen. Das ist auch sinnvoll, denn so erhält man das breitere Flavonoid-Spektrum.

Zum Beispiel:
Sambuci flos – Holunderblüte
Tiliae flos – Lindenblüte
Betulae folium – Birkenblatt
zu gleichen Teilen, Gebrauch und Zubereitung wie oben.

Die Holunderblüten enthalten 2% Gesamtflavonoide, die Lindenblüten über 1% und die Birkenblätter sogar 3%. Das gleichteilige Gemisch aller drei Heilpflanzen also 2% wie die Holunderblüten für sich allein, aber breiter gestreut. Nun sind aber nicht nur die Menge und die Vielfalt der Flavonoide von Bedeutung, sondern auch die Wirkintensität. Diese wird auf bestimmte Grundmoleküle als „Referenzsubstanzen" berechnet – auf das schon erwähnte Querzetin und seine engen Verwandten. Holunderblüten müssen einen Mindestwert, entsprechend 0,8 Gramm Querzetin in 100 Gramm Ware aufweisen, Birkenblätter entsprechend 1,8 Gramm Hyperosid; sonst dürfen sie nicht als Heilpflanzen angeboten werden. Solche Bestimmungen sind wertvoll: Lindenblüten zum Beispiel haben den höchsten Wirkstoffgehalt am Tag des Aufblühens, ab dem dritten Tag der Blüte kommt es zum starken Verlust. Später geerntete Lindenblüten sind wirkstoffarm und als Heilpflanze wenig geeignet. Deshalb ist es gut, daß es Nachweismethoden gibt (Flavonoide kann man relativ einfach mit Hilfe der Dünnschichtchromatographie bewerten, wobei eine Referenzsubstanz als Vergleich dient).

Die Kamillenblüte – Chamomillae flos
Gemeint ist die Blüte der echten Kamille. Sie ist schon bei den Heilpflanzen für Magen und Darm beschrieben. Sie besitzt verschiedene Flavonoide. Darunter ist auch das Querzetin. In ihrer Summenwirkung entsprechen sie den Hauptinhaltsstoffen der Kamille: Hemmung der Ausbreitung von lokalen Entzündungen – vor allem an

den Schleimhäuten von Magen und Darm, Mundhöhle, Rachen und Bronchien. Deshalb ist die Kamille auch als Gurgelmittel und als Dampf zum Inhalieren sehr beliebt.

Einen Hinweis findet man allerdings als Gegenanzeige: Kamillendämpfe oder Kamillenspülungen soll man nicht an den Augen durchführen: Die empfindlichen Augenschleimhäute können allergisch reagieren.

Diese Einschränkung bei der äußerlichen Anwendung gilt auch für andere Pflanzen aus der botanischen Familie der Korbblütler: Arnika, Schafgarbe, Ringelblume, Goldrute und Rainfarn – Arnica, Millefolium, Calendula, Solidago, Tanacetum.

Die Lindenblüte – Tiliae flos
Kneipp hat den Lindenblütentee bei Erkrankungen der Atemwege und zur Verbesserung der Nierenleistung verordnet. Da der Tee sehr gut schmeckt, hat er sich fast auf der ganzen Welt als Mittel gegen Erkältungskrankheiten speziell bei Kindern durchgesetzt. Wenn der Infekt einmal ausgebrochen ist, trinkt man den Tee möglichst heiß, um mittels Schwitzkur die Nieren zu entlasten, und um durch Verdunstungsenergie das überhöhte Fieber zu drücken. Linden- und Kamillenblüten dürften zu den meistgebrauchten Heilpflanzen unserer Zeit zählen. Das heimische Vorkommen deckt den Bedarf bei weitem nicht; deshalb erhält man in Apotheken oder Drogerien importierte Ware auch aus sehr fernen Ländern: Ein guter Teil der bei uns verkauften Kamillen kommt aus Argentinien; für Lindenblüten ist China ein zunehmend wichtiges Importland. Die meisten Holunderblüten wieder stammen aus dem Gebiet der ehemaligen UdSSR und aus Südosteuropa. Sehr beliebt ist das Gemisch aus allen drei Pflanzen.

Sambuci flos – Holunderblüte
Tiliae flos – Lindenblüte
Chamomillae flos – Kamillenblüte
zu gleichen Teilen, hergestellt durch Überbrühen und bedeckt ziehen lassen.

Auch dieses Gemisch, mit vielleicht Wirkstoffen aus weit voneinander entfernten Ecken der Welt, kann man vorbeugend verwenden: 1 Eßlöffel mit einem halben Liter siedendem Wasser überbrühen, 10 Minuten bedeckt ziehen lassen und über den Tag verteilt trinken, jedoch nicht heiß. Zum Aufbau der Widerstandskraft, wenn man auch den Magen- und Darmbereich abdecken will. Kurdauer etwa 4-6 Wochen, *vor* der Saison, in der erfahrungsgemäß die Infekte auftreten.

Die Mädesüßblüte – Spireae flos

Es ist die Blüte des Ulmenspierstrauches – Filipendula ulmaria. Neben den Flavonoiden enthält sie eine Salicylsäure-Vorstufe. Deshalb sind ihr Haupteinsatzgebiet rheumatische Erkrankungen. Man kann also auch diesen Bereich mit Hilfe eines guten Flavonoid-Trägers abdecken. Dann ersetzt man im klassischen Flavonoidgemisch Holunderblüte/Lindenblüte/Birkenblatt einen Teil durch die Mädesüßblüte. Sie ist auch in vielen antirheumatischen Tee-Fertigpräparaten mitenthalten.

Die Primelblüte, Schlüsselblumenblüte – Primulae flos

Sie ist eine der Lieblingspflanzen Kneipps. Hier unter den Pflanzen gegen Erkrankungen der Atemwege bereits beschrieben. Kneipp lobt aber auch ihre schmerzstillende Wirkung: „Kaut man 2-3 dieser gelben Trichterchen, fühlt man recht gut ‚welch' medizinischen Gehalt sie bergen. Wer die Anlage hat zu Gliedersucht, zu Gliederkrankheiten oder schon an diesen Presten leidet, trinke längere Zeit hindurch täglich 1 Tasse Schlüsselblumenthee. Die heftigen Schmerzen werden sich lösen und allmählich ganz verschwinden." Nach Kneipps Beobachtung sind die dunkelgelb gefärbten Blüten am wirksamsten (Wiesenschlüsselblume – Primula veris).

Rheumatische Erkrankungen haben in der Regel einen „Herbstgipfel". Die vorbeugende Flavonoidmischung ist deshalb ab Anfang September angebracht:

Sambuci flos – Holunderblüte
Spireae flos – Mädesüßblüte
Primulae flos – Primelblüte
Betulae folium – Birkenblatt
zu gleichen Teilen, Herstellung durch Überbrühen.

Die Schlehenblüte, Schlehdornblüte – Pruni spinosae flos

Die Blüte des Rosengewächses Schlehdorn hat eine durchaus brauchbare Wirkung gegen die Stuhlverstopfung. Zugleich enthält sie die wesentlichen Flavonoide zur Hebung der allgemeinen Widerstandskraft. Im Vergleich mit den stimulierenden, aber im

Dauergebrauch schädlichen „Anthraglykosid-Pflanzen" Senna, Faulbaum, Cascara und Aloe, ist die stuhlfördernde Wirkung der Schlehenblüte mild, aber eben „schuldlos", wie Kneipp sich ausdrückt. Man kann die Schlehenblüte sehr gut zum allmählichen Strecken der bei Gewohnheitsgebrauch gefährlichen Teegemische verwenden. Das ist für die vielen Menschen, die sich an (vor allem) Sennesblätter-Mischungen gewöhnt haben, gut zu wissen. Man streckt die gewohnte Mischung sehr langsam mit Schlehenblüten über einen Zeitraum von 2-3 Monaten. Zugleich stellt man die Ernährungsweise allmählich auf ballaststoffreiche Kost um. Und Kneipps besonderer Rat bei der Verstopfung: „Gelinde mit Wasser *innerlich* einwirken", morgens vom Frühstück bis Mittag jede halbe Stunde 1 Eßlöffel Wasser einnehmen – „das stetige, wenn auch sparsame Aufgießen wirkt kühlend und mehrt die Säfte. Nebenher kann der Leidende Wasser trinken, wenn es ihn dürstet."

Bei allgemeiner, mäßiger Verstopfung hat Kneipp neben der Schlehen- auch die Holunderblüte empfohlen. Man kann sie mischen:

Pruni spinosae flos – Schlehenblüte
Sambuci flos – Holunderblüte
zu gleichen Teilen. Herstellung durch Überbrühen oder, nach Kneipp, durch kurzes Sieden (1 Minute). Auch jeden anderen Flavonoidtee kann man mit der Schlehenblüte anreichern, bei der Neigung zu Verstopfung immer angebracht. Dann aber sollte man den Tee ebenso eßlöffelweise einnehmen wie das pure Wasser.

Ein Beispiel:
Pruni spinosae flos – Schlehenblüte
Sambuci flos – Holunderblüte
Betulae folium – Birkenblatt
Aurantii pericarpium – Pomeranzenschale
zu gleichen Teilen. 1 Eßlöffel wird mit einem halben Liter siedendem Wasser überbrüht, 10 Minuten bedeckt ziehen gelassen, abgeseiht. Tagsüber verteilt in kleinen Dosen. Nicht heiß trinken, denn es ist eher der kühle Reiz auf die Magenschleimhaut, der über eine Reflexbahn die Entleerung des Dickdarms anregt.

Die Weißdornblüte – Crataegi flos
Sie wird in erster Linie bei nachlassender Leistungskraft des Herzens eingesetzt. Die Durchblutung der Herzkranzgefäße bessert sich, Rhythmusstörungen bilden sich zurück. Weißdornblüte und Weiß-

dornblatt sind beide gute Flavonoidträger; wenn man das Teegemisch bereitet, kombiniert man sie heute gewöhnlich: Crataegi folium cum flore – Weißdornblatt mit Blüte. Der Tee wird durch Überbrühen hergestellt. 2 Teelöffel pro Tasse, morgens und abends zu trinken. Der Effekt tritt erst nach längerer Anwendung auf. Als Anwendungsgebiet für den Weißdorn werden die Schwerestadien I und II der NYHA (New York Heart Association) definiert:

Stadium I – Herzkranke ohne Beschwerden bei gewohnter körperlicher Tätigkeit.
Stadium II – Herzkranke mit leichter Einschränkung der körperlichen Leistungsfähigkeit.
Stadium III – Herzkranke mit schwerer Einschränkung der körperlichen Leistungsfähigkeit.
Stadium IV – Herzkranke mit schwerster Einschränkung der körperlichen Leistungsfähigkeit, mit Herzschwäche oft auch im Ruhezustand.

Die exakte Zuordnung kann nur ein Herzspezialist vornehmen, besonders bei Grenzfällen zwischen den Stadien II und III. Der Vorteil des Weißdorns ist seine gute Verträglichkeit; heute verwendet man gewöhnlich die handelsübliche Weißdorn-Tinktur, die auf konstanten Gehalt der Hauptwirkstoffe eingestellt ist; danach richtet sich die Dosis.

Weißdornblüte und Weißdornblatt zählen zu den Heilpflanzen der neueren Zeit. In älteren Kräuterbüchern findet man nicht viel darüber, auch nicht bei Kneipp. *Ludwig Geromiller* beschreibt in der „Kneipp-Kur" vom März 1917 den Wegedorn – Rhamnus cathartica; im Text bezeichnet er ihn aber mehrfach als Weißdorn. Und zwar in einem für die damalige Notlage Deutschlands charakteristischen Zusammenhang: „Unser Ideal war der von Kneipp empfohlene Malzkaffee oder andere von Getreide-Arten oder Früchten hergestellte Kaffee-Ersatzmittel. Da aber alle diese Mittel, besonders die Gerste, vom Reiche beschlagnahmt sind und für andere Zwecke nötig werden, ist die Verwertung der Weißdornfrüchte behördlich in die Wege geleitet worden und zum Zweck der Sammlung und Verwertung des Weißdorns unter Beteiligung des Deutschen Reiches die Kriegsgesellschaft für Kaffee-Ersatz GmbH Berlin W., Wilhelmstraße 55, gegründet worden ... Es sind in allen Kreisen und Bezirken des Deutschen Reiches, in denen sich nennenswerte Mengen Weißdorn befinden, Kreis- bzw. Bezirkssammelstellen eingerichtet worden." Gesammelt wurden die „von Stengeln, Aestchen und Blättern befreiten" Früchte. Für 1 Kilogramm getrockneter Ware erhielt man 20 Pfennig.

Heute gelten die Weißdornfrüchte – Crataegi fructus – wie die Blüten und die Blätter als Heilmittel, mit demselben Anwendungsbereich. Aus ihnen werden auch die meisten Weißdorn-Fertigarzneien hergestellt. Deren Verbrauch ist so sehr angestiegen, daß man die Früchte einführen muß, aus Ost- und Südosteuropa. Jedenfalls war der aus einer Notlage heraus geborene Ersatz des Kneipp'schen Kaffee-Ersatzes alles andere als ungesund: Ein „Heil-Kaffee" sogar.

Blätter

Das Birkenblatt – Betulae folium
Bei Kneipp finden die Blätter von Betula alba (Weiße Birke) Verwendung. Der moderne botanische Name lautet Betula pendula – Hängebirke, gemeint ist derselbe Baum. Die Blätter waren damals schon als vornehmliches Mittel zur Entwässerung, gegen Wurmleiden, Gicht und Hautausschläge bekannt. Man bereitete den Tee durch Überbrühen. Heute schätzt man vor allem die entwässernde Wirkung; man bezeichnet die Birkenblätter als „Aquaretikum". Seine ausschwemmende Wirkung betrifft hauptsächlich gestautes Wasser und weniger Mineralstoffe – was oft sehr erwünscht ist: Viele harntreibende Mittel nämlich bringen zu sehr oder zu einseitig auch Mineralstoffe zur Ausscheidung. Dann treten Nebenwirkungen wie Müdigkeit, Blutdruckschwankungen oder Muskelkrämpfe auf. Diese Gefahren gibt es bei der Birke kaum.

Der Flavonoidgehalt der Birkenblätter ist besonders hoch – bis zu 3% des Gesamtgewichtes. Es sind auch bestimmte Flavonoide, die zusammen mit einem erstaunlichen Vitamin-C-Gehalt für die entschlackende Wirkung verantwortlich gemacht werden. Sogar für die Teebereitung getrocknete Birkenblätter enthalten noch bis zu 500 Milligramm Vitamin C in 100 Gramm Ware (fast 10mal mehr als Zitronen!). Da bleiben selbst nach dem Überbrühen noch gute Mengen davon übrig. Für die Menschen in Mittel- und Nordeuropa war die Birke wohl auch deshalb ein besonders geschätzter Baum. Man verwendete ab März die Blattknospen, ab April die Blätter und ab Mai den Saft und die Rinde. *Ludwig Geromiller* zitiert Dr. *Müller*, nach dem man den Saft schon gegen Mitte März gewinnen solle.

Die Gewinnung des Birkensaftes:
Man nimmt Birken, die in einem Meter Höhe mindestens 20 Zentimeter Durchmesser besitzen. Der Stamm wird in einer Höhe von ca. 30 cm mit einem Bohrer ca. 3 cm tief so angebohrt, daß man in das Bohrloch ein Glasrohr oder eine für den Abfluß des Saftes geeignete Rinne (Leite) einlegen kann. Darunter stellt man eine Glasflasche, um den abrinnenden Birkensaft aufzufangen. Das Bohrloch muß nach Entnahme des Saftes mit Baumwachs gut verschlossen werden. So wird dem Baum kein Schaden zugefügt. Zuviel Saft darf man einem Baum nicht abzapfen, und auch nicht zu oft. Ein kräftiger Birkenbaum verträgt 1 Flasche Saftentzug jedes zweite Jahr. Übertrie-

bene Entnahmen führen zum Absterben des Baumes. Dr. *Müller* hat auch tiefere Löcher gebohrt – bis zu 9 cm. Dann aber muß man die Bohrung mit einem Pflöckchen verschließen und die Öffnung anschließend mit Baumwachs (Harz oder Ton) verschmieren.

Man nimmt den frischen Birkensaft 3mal täglich, je 1 Eßlöffel voll. Gegen Vitamin-C-Mangel seinerzeit, heute gegen Erkrankungen der Harnwege und gegen Steinleiden. Gegen Haut- und Haarerkrankungen wird er sowohl innerlich als auch äußerlich angewandt. Zur Stabilisierung wurde der Birkensaft über Feuer zu einem Sirup verdickt. Mit Weißwein wiederverdünnt und mit Zucker versetzt, ließ man ihn wie einen Champagner vergären. Heute gibt es auch stabilisierte Birken-Frischpflanzensäfte.

Auch sonst wird die Birke vielfach verwendet: Die Blütenknospen liefern durch Destillation mit Wasser ein aromatisches Öl, das vor allem äußerlich angewandt wird, gegen Geschwüre und Ekzeme. Die Birkenkohle aus verbranntem Holz wurde in Rußland gegen die Ruhr eingesetzt. Und die Birkenrinde gilt als Rheumamittel. Sie enthält eine Salicylsäure-Vorstufe. Die gibt es auch in den Blättern. Deshalb sind sie oft Bestandteil eines Rheuma-Teegemisches.

Ein Beispiel:
Betulae folium – Birkenblatt
Frangulae cortex – Faulbaumrinde
Urticae herba – Brennesselkraut
zu gleichen Teilen. Man stellt das Tee-Gemisch durch Überbrühen her. 1 Eßlöffel mit 1/2 Liter siedendem Wasser überbrühen, 10 Minuten bedeckt ziehen lassen, abseihen. Je 1 Tasse zu den Mahlzeiten. Die Faulbaumrinde wirkt abführend und darmreinigend. Allerdings ist sie nicht für den Dauergebrauch geeignet, da man sich an sie gewöhnen kann. Deshalb sollte man von diesem Gemisch nur kurweise – ca. 4 Wochen 1-2mal im Jahr Gebrauch machen. Gegen Ende der Kur schleicht man aus: Statt einem Eßlöffel als Tagesdosis nimmt man zwei Teelöffel, dann einen Teelöffel. Auf diese Weise vermeidet man die „Verstopfung nach der Kur".

Eine andere Mischung mit Birkenblättern als Haustee:
Betulae folium – Birkenblatt
Rubi idaei folium – Himbeerblatt
Ribis nigri folium – Schwarze-Johannisbeere-Blatt
Fragariae folium – Erdbeerblatt

Ein Tee aus ausschließlich Blättern. Solche Mischungen (es gibt mehrere Varianten) wurden im 1. Weltkrieg als Ersatz für den Russischen Tee empfohlen. Um den entsprechenden Geschmack zu erzielen, mußte man das Gemisch erst gären in feuchten, richtig eingeschlagenen Tüchern.

Das Brombeerblatt – Rubi fruticosi folium

Verwendet werden die Blätter von Rubus fruticosus – der Brombeerstrauch. Neben ihrem guten Gehalt an Flavonoiden sind Gerbstoffe von besonderer Bedeutung. Deshalb sind die Brombeerblätter (neben den Himbeer-, Erdbeer- und Johannisbeerblättern) wichtiger Bestandteil von Haustee-Mischungen in Familien, in denen Durchfallserkrankungen gehäuft auftreten. Der Tee aus fermentierten Brombeerblättern kommt im Geschmack dem Russischen Tee am nächsten. Entsprechend zubereitete Brombeerblätter sind für den „Tee-Ersatz" besonders geeignet.

Aufbereitung von Brombeerblättern zum Tee mit „russischem" Geschmack

Verwendet werden ganz junge Brombeerblätter, die im zeitigen Frühjahr (Ende März bis Mai) gesammelt werden. Die Stiele werden entfernt, nur Blatt und Blattgefüge belassen. Nun wird im Schatten zum Trocknen aufgelegt. In der Regel sind die Blätter nach etwa 40 Stunden welk, aber noch nicht völlig wasserfrei. Mit einem Nudelholz werden die Blätter nun fest zerdrückt und mit etwas lauwarmen Wasser bespritzt. Anschließend rollt man sie in saubere Tücher aus Leinen ein und läßt sie bei guter Zimmerwärme gären. Während der Gärung entwickeln sie einen typischen Geruch, der wieder verschwindet – dann ist das Verfahren abgeschlossen. Dieser Gärprozeß dauert gewöhnlich einige Stunden. Man kann den fertig fermentierten Tee nun weiter zerkleinern und in einem dunklen Glasgefäß aufbewahren. Nach einiger Zeit bildet sich das typische Tee- Aroma.

In China wurden die welken Teeblätter früher mit der Hand gerollt. Eigene Teeroller wurden erst später entwickelt. Während aller Arbeitsgänge ist peinlichste Sauberkeit vorderstes Gebot. Sonst kommt es zur bakteriellen Fremdinfektion während des Gärprozesses. Zumindest das feine Aroma ist dann zerstört. Einen gewissen Schutz bildet die Wahl der Raumtemperatur beim Gärvorgang selbst: Nicht über 28 Grad! Höhere Temperaturen begünstigen Schadbakterien.

Das frisch gepflückte Blatt vom echten Teestrauch (Camellia sinensis) ist auch grün. Wenn man es ohne Fermentation trocknet, dunkelt es nach. Heute kennt man Techniken, um den Grünfarbstoff Chlorophyll zu erhalten. Man erzielt eine schöne grüngelbe Farbe – der „grüne, nicht fermentierte russische Tee". Dasselbe könnte man natürlich mit unseren jungen grünen Brombeer-, Himbeer-, Erdbeerblättern usw. praktizieren (Kurzzeiterhitzung). Unter normalen Bedingungen aber dunkelt jedes frische grüne Blatt beim Trocknen nach. Beim Fermentieren (während des Gärprozesses) wird es sogar richtig schwarz. Die russischen Teeblätter ebenso wie die Brombeerblätter.

Natürlich gibt es einen Unterschied: Russischer Tee enthält das anregende Thein. Kneipp hielt davon wenig: „Glücklich ist derjenige, der noch keinen russischen Thee getrunken hat; er vermißt gar nichts."

Eine Mischung mit Brombeerblättern wird auf dieselbe Weise fermentiert:
Rubi fruticosi folium – Brombeerblatt
Rubi idaei folium – Himbeerblatt
Fragariae folium – Erdbeerblatt
Ribis nigri folium – Schwarze-Johannisbeere-Blatt
Pruni spinosae folium – Schlehenblatt
zu gleichen Teilen. Bei der Hauszubereitung muß man die verschiedenen Sammelzeiten berücksichtigen. Brombeer- und Himbeerblätter sind im zeitigen, Erdbeer-, Johannisbeer- und Schlehenblätter im späten Frühjahr erntericht. Man wird also teilweise getrennt fermentieren und im nachhinein mischen. Sehr wichtig ist einwandfreies Material. Die Blätter der schwarzen Johannisbeere (weniger jene der roten und weißen) sind häufig vom Rostpilz Cronartium ribicola befallen. Man erkennt die Roststellen an der Blattunterseite. Solche Blätter sind für jede Art der Teebereitung ungeeignet.

Man erhält verschiedene bereits fermentierte Mischungen mit Brombeerblättern als „Haustee" oder „Frühstückstee" fertig verpackt im Handel.

Das Einsatzgebiet der Brombeerblätter als Heilpflanze sind leichte unspezifische Durchfallserkrankungen. Dabei ist der Hinweis auf der Packungsbeilage zu beachten: „Sollten die Durchfälle länger als

3-4 Tage anhalten, ist ein Arzt aufzusuchen." Besonders bei Kindern und älteren Menschen ist hier Vorsicht angebracht.

Das Edelkastanienblatt – Castaneae folium
Verwendet werden die Blätter des Edelkastanienbaumes Castanea sativa. Sie enthalten Flavonoide und Gerbstoffe, gute Mengen an Vitamin C sowie eine Vielfalt von zum Teil noch nicht identifizierten Molekülen. In der Volksmedizin der südeuropäischen Länder spielen sie eine große Rolle, vorwiegend als Kräftigungs- und Hustenmittel. Die heilige *Hildegard von Bingen* mischte die Blätter und die Rinde der Edelkastanie zu einem Tee gegen Seuchen bei Haustieren. Die Wirkung ist in der Hebung der Widerstandskraft gegen Infekte zu vermuten. Als Hausmittel werden Edelkastanienblätter auch zu haarwuchsfördernden Tinkturen und Wässern verarbeitet. Kneipp schätzte die Suppe aus den Früchten.

Heute werden die Edelkastanienblätter zahlreichen Fertigmischungen gegen Atemwegsinfekte beigefügt. Man kann sie aber auch für sich allein nutzen: 2 Teelöffel mit siedendem Wasser überbrühen, 10 Minuten bedeckt ziehen lassen, abseihen. Als Frühjahrs- und Herbsttee 2-3 Tassen täglich.

Das Efeublatt – Hederae folium
Verwendet werden die Blätter des immergrünen Efeu – Hedera helix. Es zählt zu den bereits im Altertum vielgebrauchten Heilpflanzen. Die Hauptwirkung ist aufgrund des Seifengehalts die Lösung des zähen Bronchialsekrets. Dazu kommt die erwünschte krampflösende Eigenschaft beim Reizhusten. Die Seifenstoffe der Efeublätter wirken auch antibiotisch. In Verein mit den Flavonoiden ergibt das die Widerstandskraft aufbauende Gesamtwirkung. Wie die Edelkastanie war der Efeu lange Zeit mehr Hausmittel in den südlichen europäischen Ländern. Die Teezubereitung der Einzelpflanze ist wenig üblich, aber möglich:

2 Teelöffel getrockneter Efeublätter werden mit einer Tasse siedendem Wasser überbrüht, 10 Minuten ziehen gelassen und abgeseiht. 2-3 Tassen täglich.

Frische Efeublätter können bei der äußerlichen Anwendung allergische Hautreaktionen bewirken. Verantwortlich ist der Inhaltsstoff Falcarinol. Beim Trocknen wird er entschärft. Umgekehrt aber macht man vom Efeu sehr gerne auch äußerlich Gebrauch; bei Hühneraugen und hartnäckigen Ekzemen. Die Blätter werden 1 Tag lang aufgelegt, mit Heftpflaster oder Verband befestigt.

Das Erdbeerblatt – Fragariae folium
Verwendet werden die Blätter der Walderdbeere – Fragaria vesca. Sie zählen zu den von Kneipp besonders geschätzten Teeblättern: „Nicht allein die Früchte dieses kleinen, so überaus fruchtbaren Pflänzchens sind gerne gesehen; auch die Blätter sammelt und trocknet manche, für ihre schwachen Kleinen besorgte, von schwerer Arbeit heimkehrende Mutter; denn Erdbeerblätter, das weiß sie, sind ein gutes, gesundes und ein so überaus billiges Nährmittel." Sicher hat Kneipp selbst in seiner Kindheit davon zu trinken bekommen. Seine eigene Mutter war ja, folgt man seinen Erzählungen, eine eifrige Kräutersammlerin. Doch dürfte der Tee seinem Kindergeschmack nicht entsprochen haben. Denn er schreibt auch: „Würde die Mutter statt des dritten oder vierten Theiles der Erdbeerblätter Waldmeister (Asperula odorata L.) nehmen, so gewänne der Thee an Geschmack und Gehalt." Auffällig auch eine Abweichung von seinen sonstigen Regeln. In der allgemeinen Einleitung schreibt er: „Manche Leute geben Zucker an den Thee, das ist nichts. Also den Zucker soll man vom Thee fortlassen und soll sich nicht nach den beiden Häutlein oben und unten am Gaumen richten. Richtet euch lieber danach, was dem Magen gut thut!"

Bei den Erdbeerblättern durchbricht Kneipp die Regel: „Wie bereitet sie (die Mutter) diesen Thee? Sie nimmt Erdbeerblätter, so viel sie mit drei bis vier Fingern fassen kann, schüttet ungefähr einen halben Schoppen (ein Viertelliter) siedendes Wasser dran und deckt beides gut zu. Nach 15 Minuten gießt sie den Thee ab und hat reinen Erdbeerblätterthee. Dann mischt sie daran heiße Milch, etwas Zucker, und das Tränklein ist fertig."

Viel hat Kneipp auch von den Erdbeerfrüchten gehalten, als Nahrungsmittel und Heilmittel. Hier aber schreibt er kontrolliert: „Oft werden Erdbeeren auch mit Zucker überstreut, wodurch der Geschmack besser wird; ich muß aber bemerken, daß durch solche Beimischungen die Wirkung nicht erhöht wird." Erdbeeren sind übrigens tatsächlich eine außergewöhnliche Frucht: Sie enthalten eine Salicylsäurevorstufe, was die Wirkung bei „Lendenschmerzen", die Kneipp anführt, erklären hilft. Selbst der große schwedische Botaniker *Carl von Linné* (1707-1778), der die weitaus meisten botanischen Pflanzennamen prägte, kurierte nach eigener Angabe seine Gelenksschmerzen mit Erdbeer-Kuren. *Carl von Noorden* und vor ihm *Gerard van Swieten* beschrieben die antiinfektiösen Eigenschaften der Erdbeere: *Van Noorden* bei der tropischen Sprue, einer durch Keime und Fehlernährung ausgelösten Darmkrankheit; *Van Swieten* sogar bei der Tuberkulose. Es gibt viele ähnliche Berichte, die zeigen, wie sehr Heilmittel und Nährmittel in einer Frucht vereint sein können. Die besonders wirksame Walderdbeere ließ sich auch nie dauerhaft in der Kultur züchten; das mag von Bedeutung sein.

Kneipp verordnete sie kurmäßig gegen anhaltende Infekte, zur Rekonvaleszenz, zur Darmreinigung und als Mittel zur Blutwäsche. Dabei fiel ihm auf, daß manche Menschen mit der Bildung eines Nesselausschlages reagierten. Es handelt sich um eine allergische Reaktion. Nicht immer braucht man dann darauf zu verzichten. Oft genügt es, die Tagesmenge auf sehr kleine Dosen zu verteilen und die durch ein Sieb passierten Erdbeeren mit wenig Sahne zu vermischen.

Das Himbeerblatt – Rubi idaei folium
Verwendet werden die Blätter des Himbeerstrauches – Rubus idaeus. Ihre Wirkung entspricht weitgehend jener der Brombeerblätter: Leichte unspezifische Durchfallserkrankungen. Speziell werden sie auch in Blut- und Hautreinigungsmischungen eingesetzt. Es gibt eine Species germanicae, einen „Deutschen Kräutertee", der im Ergänzungsbuch zum Deutschen Arzneibuch 1953 (Erg. B. 6) angeführt ist. Es fällt sofort die Ähnlichkeit mit dem Haustee des Wörishofener Kneippianums auf:

Deutscher Kräutertee
Rubi idaei folium – Himbeerblatt 50,0
Fragariae folium – Erdbeerblatt 45,0
Asperulae odoratae herba – Waldmeisterkraut 5,0

Wörishofener Haustee
Fragariae folium – Erdbeerblatt 60,0
Asperulae odoratae herba – Waldmeisterkraut 30,0
Thymi herba – Thymiankraut 10,0

Zwar sind die Mengenverhältnisse unterschiedlich, und an Stelle des Thymiankrautes ist das Himbeerblatt getreten in einer relativ größeren Dosierung. Was aber der Wirkung dieser beiden Heilpflanzen auf die Atemwege entspricht; hier ist der Thymian in entsprechend kleinerer Dosis dem Himbeerblatt vergleichbar. Denn auch das Himbeerblatt besitzt krampflösende Eigenschaften, nur eben schwächer als das Thymiankraut.

Beide Mischungen kann man empfehlen.

Die Zubereitung:
1 Eßlöffel der Mischung wird mit einem halben Liter siedendem Wasser überbrüht, 10-15 Minuten bedeckt ziehen gelassen, abgeseiht. Man trinkt über den Tag verteilt, trinkwarm, aber nicht heiß.

Vom Himbeerblatt ist auch eine fiebersenkende Wirkung beschrieben; ebenso eine regulierende Wirkung auf die Periode der Frau. Es scheint etwas daran zu sein; erklären kann man diese Eigenschaften bisher noch nicht.

Das Salbeiblatt – Salviae folium
Kneipp beschrieb den Garten-Salbei – Salvia officinalis. Er war als Heilpflanze früher außergewöhnlich geschätzt. Viele Legenden berichten davon. Interessant ist ein Rätsel aus dem 14. Jahrhundert: Cur moriatur homo, cui Salvia crescit in horte? – Warum stirbt ein Mensch, in dessen Garten Salbei wächst?

Die richtige Antwort: Contra vim mortis, non est herba in hortis! – Gegen die Macht des Todes gibt es keine Pflanze im Garten! Nicht einmal der Salbei kann den Tod besiegen, soll damit ausgedrückt werden. Die „Götter" allerdings sollen erst durch den Verzehr von Salbei unsterblich geworden sein.

Es gibt mehrere Salbei-Arten. In der Helvetischen Pharmakopoe ist auch der dreilappige Salbei – Salvia triloba schon lange als Heilpflanze geführt; im Deutschen Arzneibuch erst seit 1986. Die Wirkungen beider Arten sind vergleichbar.

Als Magenmittel zusammen mit Wermut:
Salvae folium – Salbeiblatt
Absinthii herba – Wermutkraut
zu gleichen Teilen. Herstellung durch Überbrühen; 10 Minuten bedeckt ziehen lassen, abseihen. In betont kleinen Schlucken *vor* den Mahlzeiten, wenn eine den Appetit anregende Wirkung erwünscht ist; *nach* den Mahlzeiten, wenn man das Gefühl der Überlastung durch zu fette Speisen merkt.

Dazu Kneipp: „Man hat da zwei der besten Magenmittel beieinander, die sicherlich den schlechtesten Magen kurieren werden, wenn der Natur überhaupt noch aufgeholfen werden kann."

Ein Rezept gegen den Nachtschweiß, speziell bei den Wechselbeschwerden der Frauen:

Salviae folium – Salbeiblatt
Equiseti herba – Zinnkraut
Juglandis folium – Walnußblatt
zu gleichen Teilen. Von diesem Tee nimmt man 1 Eßlöffel, setzt ihn in einem viertel Liter Wasser kalt an und läßt ihn 3 Minuten bei kleiner Flamme kochen. 10 Minuten ziehen, abseihen. Vor dem Schlafengehen trinken. Der Tee schmeckt bitter, wirkt aber oft erstaunlich gut.

Salbei gilt als ein die Schweißbildung hemmendes Mittel. Das hat Vorteile, wenn man diese Wirkung braucht. Da er aber auch die Milchproduktion hemmt, sollen stillende Frauen davon nicht Gebrauch machen. Erst wenn abgestillt werden soll, kann man mit Salbeitee Milchstauungen verhindern.

Auch als Antidepressivum hat sich der Salbei bewährt. Diese Eigenschaft, die in der Volksmedizin immer wieder beschrieben wird, ist wertvoll, da es unter den Heilpflanzen wenig wirklich gute Mittel gegen die Schwermut gibt. Kneipp zählt ja auch das Wermutkraut zu den antidepressiv wirkenden Pflanzen. Deshalb ist der oben angeführte Magentee (Salbei/Wermut) zumindest versuchsweise auch hier verwendbar.

Früher ersetzte das Salbeiblatt die Zahnbürste. Man rieb sich Zähne und Zahnfleisch gut ab. Die rauhen Blätter entfernten sogar Zahnstein. Neben den Flavonoiden besitzen die Blätter auch entzündungswidrige ätherische Öle. Sie besitzen ausgeprägte antibakterielle und antimykotische Eigenschaften – wirken also gegen Schadbakterien und Schadpilze im Mundraum. Deshalb wird Salbeitee auch zum Gurgeln bei Rachenentzündungen verwendet.

Kräuter

Das Augentrostkraut – Euphrasiae herba
Das von Kneipp sehr geschätzte Augentrostkraut ist ebenfalls ein guter Flavonoid-Träger; vor allem von Querzetin und Apigenin. Kneipp hat den Augentrost zwar für Magenschwäche verwendet, doch die Hauptindikation ist die äußerliche – wie der Name schon sagt – für die Augen. „Zum Lohn und aus Dankbarkeit für treue Dienste haben unsere Voreltern diesem kleinen Kräutchen den schönen Namen Augentrost gegeben. Wenn kein Mittel mehr helfen wollte, spendete dieses Blümchen den Augen den letzten Trost. Ich habe dasselbe schon recht häufig geraten und mit guten Erfolgen." Kneipp hat es meist zum Pulver verarbeitet (S. 125). Heute findet man auch folgende Gebrauchsanweisung: 2-3 Gramm (1-2 Teelöffel) fein zerschnittene Droge mit kochendem Wasser übergießen oder mit kaltem Wasser ansetzen und kurz aufkochen, nach 5-10 Minuten durch ein Teesieb geben. Zum äußerlichen Gebrauch als 2%iges Dekokt 3-4mal täglich (für Augenspülungen). Sicherer ist, fertige Augentropfen mit Augentrost zu verwenden. Hier berät der Augenarzt.

Das Brennesselkraut – Urticae herba
Die Brennessel ist in erster Linie ein säftereinigendes Mittel (S. 116), von Kneipp, der sie „eine merkwürdige Pflanze" nennt, sehr empfohlen. Auffallend ist, daß man außer Flavonoiden bisher keine Inhaltsstoffe gefunden hat, welche die vielfältigen Wirkungen erklären könnten; das ist tatsächlich merkwürdig. So müssen wir der Brennessel eine spezielle Entschlackungs- *und* Aufbauwirkung zugestehen. In der Volksmedizin wird ja stets eine „blutbildende" Wirkung beschrieben. Die moderne Pflanzenheilkunde kann die Brennessel nicht richtig einreihen. Offenbar sind die Wirkungen zu breit gestreut. Doch ist sie als Heilmittel anerkannt.

Die Brennessel zieht Nitrate an; deshalb sollte man beim Selbstsammeln vorsichtig sein. Die Handelsware stammt aus Wildvorkommen, fern von menschlichen Behausungen. Diese ist unbedenklich.

Der Brennessel mischt man gewöhnlich Entschlackungsmischungen bei (Seite 119). Man kann sie als Flavonoidträger aber auch speziellen Aufbaumischungen beigeben.

Zum Beispiel:
Wollblumenblüte – Verbasci flos
Brombeerblatt – Rubi fruticosi folium
Erdbeerblatt – Fragariae folium
Pomeranzenschale – Aurantii pericarpium
Brennesselkraut – Urticae herba
Zinnkraut – Equiseti herba
zu gleichen Teilen auf 200 Gramm. 1 Eßlöffel wird mit einem halben Liter siedendem Wasser überbrüht, 15 Minuten ziehen lassen, abseihen. Tagsüber verteilt (nicht heiß) trinken.

Das Ehrenpreiskraut – Veronicae herba
Gegen Verschleimungen, zur Erleichterung des Aushustens, gegen Rheumatismus und gegen die Gicht hat Pfarrer Kneipp den Ehrenpreis empfohlen. Für ihn war es eine Heilpflanze, die alles, was sich absetzt (als Bronchialsekret, als rheumatische Schwellung, als Gichtknoten), auflösen hilft. Sehr gerne hat er den Ehrenpreis mit anderen Heilpflanzen gemischt, denn „zwei Reisende können gemütlich miteinander gehen und sich so die Reise angenehmer machen. So können auch zwei oder drei Kräuter, miteinander verbunden, eine bessere Wirkung hervorbringen."

Seine Mischungen:
Ehrenpreiskraut – Veronicae herba
Zinnkraut – Equiseti herba
zur Kräftigung bei Bronchitis.

Ehrenpreiskraut – Veronicae herba
Tausendguldenkraut – Centaurii herba
als Anregungstee auch für die Verdauung. Dem Ehrenpreis wird von der Volksmedizin eine Wirkung auf die gestaute Galle zugeschrieben; deshalb die gute Ergänzung zum Tausendguldenkraut.

Ehrenpreiskraut – Veronicae herba
Eichenrinde – Quercus cortex

Die Eichenrinde wird in der Volksmedizin durchaus auch innerlich verwendet. Das bekannteste Rezept ist die in Rotwein gekochte Eichenrinde gegen Durchfälle (die Hauptanwendung aber ist doch die äußerliche). Kneipp sieht das oben wiedergegebene Rezept so: „Selbst Eichenrinde, welche zusammenzieht, ist gut, und wenn Verschleimungen aufgelöst werden sollen, wird man besser zurecht kommen, wenn man Eichenrinde mit Ehrenpreis mischt." Als Verstärkung und Kontrolle also.

Schließlich ein Rezept mit drei „Reisenden":
Ehrenpreiskraut – Veronicae herba
Löwenzahnblätter – Taraxaci folium
Zinnkraut – Equiseti herba
Diese Mischung kräftigt und regt auch den Gallefluß an.

Eine Mischung von Prior *Bonifaz Reille*, Ehrenpreis mit Baldrian, ist auf Seite 122 angegeben.

Alle Mischungen verstehen sich zu gleichen Teilen. 2 Teelöffel pro Tasse, hergestellt durch Überbrühen. Oder wie Kneipp es gerne praktiziert hat, durch kurzes siedenlassen in Milch.

Das Johanniskraut – Hyperici herba
Es ist bei Kneipp als Mittel gegen Blähungen, Magendrücken und Kopfschmerzen beschrieben; für die Leber als „vorzüglichstes Mittel" und für die „kleinen Bettnässer". Heute ist die letztgenannte Wirkung viel beschrieben. Es gibt handelsübliche Johanniskraut-Tropfen gegen Bettnässen.

Eine wichtige Wirkung aber scheint neu entdeckt zu sein: die gegen Depressionen. Offiziell werden als Anwendungsgebiete beschrieben (Monographie der Kommission E): Psychovegetative Störungen, depressive Verstimmungszustände, Angst und/oder nervöse Unruhe. Ein Teil der Wirkungen wird auf die Flavonoide im Johanniskraut zurückgeführt. Sie wirken beruhigend, während ein anderer Inhaltsstoff, das Hypericin, anregende Eigenschaften hat. In jedem Fall kommt so ein ausgleichender Effekt zustande. Das Johanniskraut wirkt nicht sofort. Man muß einige Wochen oder auch Monate auf den antidepressiven Effekt warten. Dabei ist eine an sich unerwünschte Nebenwirkung vielleicht von Bedeutung: das Hypericin des Johanniskrautes erhöht die Empfindlichkeit der Haut gegen Sonnenbestrahlung. Das kann zu übersteigertem Sonnenbrand führen. Andererseits wird in letzter Zeit die dosierte UV-Bestrahlung gegen die Winterdepressionen sehr propagiert. Der „photosensibilisierende" Nebeneffekt und der antidepressive Haupteffekt könnten also in Zusammenhang stehen. Kneipp schreibt: „In Ermangelung des Johanniskrautes wende man für alle die genannten Zustände die Schafgarbe (Achillea millefolium) an."

Gemeinsam ist beiden die oben beschriebene „Photodynamik", wie man auch sagt. Blonde und Hellhäutige sollten daher mit dem Johanniskraut oder der Schafgarbe vorsichtig sein. Beide sind im großen Teegemisch von Prior *Bonifaz Reille* enthalten (Seite 122). Zu dieser Zeit allerdings gab es noch keine Ozonbelastung, und Strahlenschäden in Verbindung mit photosensibilisierenden Substanzen waren sicher seltener. Man kann aber die Gefahr reduzieren, indem man die Schafgarbe wegläßt. Oder man benutzt die bewährte Nervenmischung der Schweizer Pharmakopoe und mischt Johanniskraut bei:

Melissenblatt – Melissae folium 10 Gramm
Pfefferminzblatt – Menthae pip. folium 10 Gramm
Baldrianwurzel – Valerianae radix 25 Gramm
Orangenblüte – Aurantii flos 20 Gramm
Anisfrucht – Anisi fructus 15 Gramm
Passionsblumenkraut – Passiflora herba 20 Gramm
Johanniskraut – Hyperici herba 20 Gramm

Dies ist nichts anderes als die Erweiterung des Schweizer „Beruhigenden Tees" um das Johanniskraut. Herstellung durch Überbrühen, 10 Minuten bedeckt ziehen lassen, abseihen. 2- bis 3mal täglich 1 Tasse. Sehr langsam trinken, da ein Teil der Wirkung bereits von den Gaumennerven der Mundhöhle ausgelöst wird.

Daß auch die homöopathische Tiefpotenz „Hypericum D3" wirksam ist, soll nicht unerwähnt bleiben. Bei dieser 1:1000 Verdünnung sind Sonnenschäden nicht zu erwarten. Man nimmt 2- bis 3mal täglich je 10 Tropfen.

Das Lungenkraut – Pulmonariae herba
Das Lungenkraut ist reich sowohl an Mineralstoffen, insbesondere auch an Silizium, ebenso an Flavonoiden und an dem besonderen Wirkstoff Allantoin. Dieses Allantoin ist auch in der Beinwellwurzel (Symphiti radix) und im Hundszungenkraut (Cynoglossi herba) enthalten. Er eigentlich ist der Wunderstoff „Consolida" der heiligen *Hildegard,* Äbtissin von Bingen. Interessant aber und charakteristisch für die Wirkung mancher Heilpflanzen ist, daß jenes Allantoin für sich allein nicht gut wirkt, sondern erst im Verbund mit den anderen Stoffen der ganzen Pflanze. Die Heilung von Wunden und auch Knochenbrüchen wird durch diese Pflanzen, zu denen das Lungenkraut gehört, beschleunigt. Alle diese Pflanzen gehören zu

den Boraginaceae – den Rauhblattgewächsen. Alle besitzen diese bemerkenswerte wundheilende Wirkung (auch Borago officinalis – Borretsch, Gurkenkraut, der Namensgeber dieser Pflanzengruppe).

Kneipp hat das Lungenkraut wegen seiner milden, lösenden Wirkung auf die Atmungsorgane empfohlen. Heute ist diese Pflanze nicht sehr geschätzt. Sie ist wohl in das Heilpflanzenregister aufgenommen, weil sie aber „bei den beanspruchten Anwendungsgebieten (Atemwegsbeschwerden, Magen-Darm-Beschwerden, Erkrankungen der Niere und der ableitenden Harnwege sowie Wundheilung) nicht ausreichend belegt ist, kann eine therapeutische Anwendung nicht befürwortet werden" – steht im Bericht der Komission E. Es ist aber unwahrscheinlich, daß eine Heilpflanze mit historischer Vergangenheit wie das Lungenkraut wirklich wertlos ist. Die „positive Monographie", die über Wert oder Unwert entscheidet, ist einfach noch nicht geschrieben. Allein der Flavonoidgehalt plus 3% Kieselsäure plus das erwähnte Allantoin müßten Hinweise geben, wie diese Pflanze zu untersuchen ist (immunstabilisierende und wachstumsfördernde Wirkung).

Das Mistelkraut – Visci albi herba
„Ihre Heilwirkungen erstrecken sich in erster Linie auf's Blut", schreibt Kneipp über die Mistel. Und: „Auch bei anderen Störungen im Blutumlaufe kann diese Pflanze und ihr durchaus unschädlicher Thee zu Rate gezogen werden." Damit meint Kneipp sicher auch den Bluthochdruck. Nun wird das Mistelkraut in dieser Hinsicht verschieden beurteilt. Man fand einen Stoff in der Mistel, der über Erweiterung der Gefäße den Blutdruck senken kann und einen anderen, der die Belastung des Herzens beim Bluthochdruck mindert – zusammen ergeben sie die sinnvolle Kombination. Der deutsche Internist *Rudolf Fritz Weiß* hat die Summenwirkung der Mistel – deren Wert in der modernen Pflanzenheilkunde zur Zeit sehr umstritten ist – auf den richtigen Nenner gebracht: Der Misteltee beseitigt fast immer die unangenehmen Begleitbeschwerden des Bluthochdrucks, den Bluthochdruck selbst aber nur bei jedem fünften Patienten.

Nun sind die Patienten zunächst und zu Recht zufrieden, wenn die lähmenden Belastungen, die mit dem Bluthochdruck einhergehen, wegfallen. Kopfschmerz, Schwindel, Leistungsschwäche, Streßempfindlichkeit usw. Als Arzt macht man den Patienten darauf aufmerksam, daß die Mistel zwar die Beschwerden beseitigt, nicht unbedingt aber den erhöhten Blutdruck senkt.

Es gibt zahlreiche Kombinationen mit dem Mistelkraut. Kneipp selbst mischte es zur Hälfte mit dem Zinnkraut.

Ein bekanntes neueres Rezept:
Mistelkraut – Visci herba
Weißdornblüte und -blatt – Crataegi flos et folium
Melissenblatt – Melissae folium
zu gleichen Teilen auf 200 Gramm. 1 Eßlöffel wird mit einem halben Liter siedendem Wasser überbrüht, 10 Minuten ziehen gelassen und in zwei bis drei Dosen am Tag getrunken.

Das Mistelkraut für sich allein wird mittels Kaltwasserauszug hergestellt. Dabei läßt man 1 Eßlöffel Mistelkraut in einer Tasse Wasser über Nacht stehen und trinkt den Auszug nach Abseihen am Morgen. Dasselbe kann man für den Abend zubereiten. Wie der Weißdorn oder das Johanniskraut wirkt das Mistelkraut erst nach längerer Einnahme. Man muß also etwas Geduld besitzen. Andere blutdrucksenkende Mittel werden durch die Mistel nicht verstärkt; wie sie überhaupt nebenwirkungsfrei ist bei der Einnahme als Tee.

Die Mistel ist auch als antikanzerogenes Mittel bekannt. Für diesen Zweck muß eine Injektion gegeben werden, da sich die Wirkstoffe bei der Teezubereitung nicht erhalten.

Das Weidenröschenkraut – Epilobii herba
Das Weidenröschen ist bei *Tabernaemontanus* erwähnt, also wird Kneipp zumindest davon gelesen haben. Selbst erwähnt er es nicht. Doch ist diese Heilpflanze es wert, abschließend in die Gruppe der Flavonoidträger aufgenommen zu werden. Es gibt nicht weniger als 18 Unterarten – ein „nickendes Weidenröschen", ein „rosenrotes", ein „Bergweidenröschen" usw. Sie alle sind mehr oder weniger wirksam. Wichtig ist, daß sie zu den „kleinblütigen" Sorten gehören: Epilobium parviflorum. Sie alle enthalten gute Mengen an Flavonoiden. Die Anwendung ist in neuerer Zeit durch die kräuterkundige *Maria Treben* bekannt geworden; heute ist es vielgebraucht. Die Hauptindikation: Die Vergrößerung der Vorsteherdrüse – das gutartige Prostataadenom. Die vermuteten Wirkstoffe sind im Kraut knapp nach der Blütezeit am besten konzentriert.

Man bereitet den Tee durch Überbrühen. 2 Teelöffel pro Tasse, 10 Minuten bedeckt ziehen lassen, abseihen. 2-3 Tassen täglich bei Harnentleerungsbeschwerden der Männer. Selbstverständlich sollte sich jeder Mann ab dem 40. Lebensjahr seine Vorsteherdrüse (Prostata) beim Urologen überprüfen lassen, denn gegen bösartige Veränderungen hilft das Weidenröschen nicht. Bei den häufigen gutartigen Geschwülsten wird das kleinblütige Weidenröschen – neben dem steirischen Kürbiskern und der Sägepalme (Cucurita pepo ... varietas styriaca und Sabal serrulata) – auch von akademischen Medizinern häufig verordnet.

Tab. 10: Heilpflanzen mit Gehalt an Flavonoiden

Lateinische Bezeichnung	*Deutsche Bezeichnung*	*Hauptwirkrichtung*
A) FLOS	BLÜTE	
Graminis flos	„Heublumen"	Widerstandskraft Aufbau des Immunsystems
Sambuci flos	Holunderblüte	Infekte, antiallergisch
Chamomillae flos	Kamillenblüte	Entzündungshemmend Infekte
Tiliae flos	Lindenblüte	Infekte Antiallergisch
Spiraeae flos	Mädesüßblüte	Infekte, Rheuma
Primulae flos	Primelblüte	Infekte
Pruni spinosae flos	Schlehenblüte	Verdauung, Kreislauf
Crataegi flos	Weißdornblüte	Herz-Kreislauf Durchblutung
Verbasci flos	Wollblumenblüte	Infekte
B) FOLIUM	BLATT	
Betulae folium	Birkenblatt	Entschlackung, Rheuma Antiallergisch
Rubi fruticosi folium	Brombeerblatt	Darminfekte, Stoffwechsel
Castaneae folium	Edelkastanienblatt	Infekte, Durchblutung
Hederae folium	Efeublatt	Infekte
Fragariae folium	Erdbeerblatt	Darminfekte
Ginkgo bilobae folium	Ginkgoblatt	Durchblutung
Hamamelidis folium	Hamamelisblatt	Darminfekte Hämorrhoiden
Rubi idaei folium	Himbeerblatt	Darminfekte, Blutreinigung, Hautreinigung
Salviae folium	Salbeiblatt	Infekte
Crataegi folium	Weißdornblatt	Durchblutung

Tab. 10: Heilpflanzen mit Gehalt an Flavonoiden

Lateinische Bezeichnung	*Deutsche Bezeichnung*	*Hauptwirkrichtung*
C) HERBA	KRAUT	
Euphrasia herba	Augentrostkraut	Infekte (Auge) Sehbeschwerden
Herniariae herba	Bruchkraut	Infekte der ableitenden Harnwege
Urticae herba	Brennesselkraut	Entschlackung
Veronicae herba	Ehrenpreiskraut	Rheuma, Infekte
Hyperici herba	Johanniskraut	Depressionen, Infekte der ableitenden Harnwege
Galii verae herba	Echtes Labkraut	Entschlackung Entwässerung
Pulmonariae herba	Lungenkraut	Infekte von Lunge und Darm
Cardui Mariae herba	Mariendistelkraut	Leberschutz
Visci herba	Mistelkraut	Kreislauf, Beschwerden durch Bluthochdruck
Passiflorae herba	Passionsblumenkraut	Nervosität Muskelverspannung
Violae tricoloris herba	Wildes Stiefmütterchenkraut	Hauterkrankungen Ekzeme
Polygoni avicularis herba	Vogelknöterichkraut	Atemwegsinfekte, Aufbau
Epilobae herba	Weidenröschenkraut	Harnwegsmuskulatur Vorsteherdrüse
D)	ANDERE PFLANZENTEILE	
Cardui mariae Fructus	Mariendistelfrüchte	Leberschutz
Hippocastani cortex	Roßkastanienrinde	Durchblutung
Aurantii pericarpium	Pomeranzenschale	Verdauungsschwäche Nervenschwäche

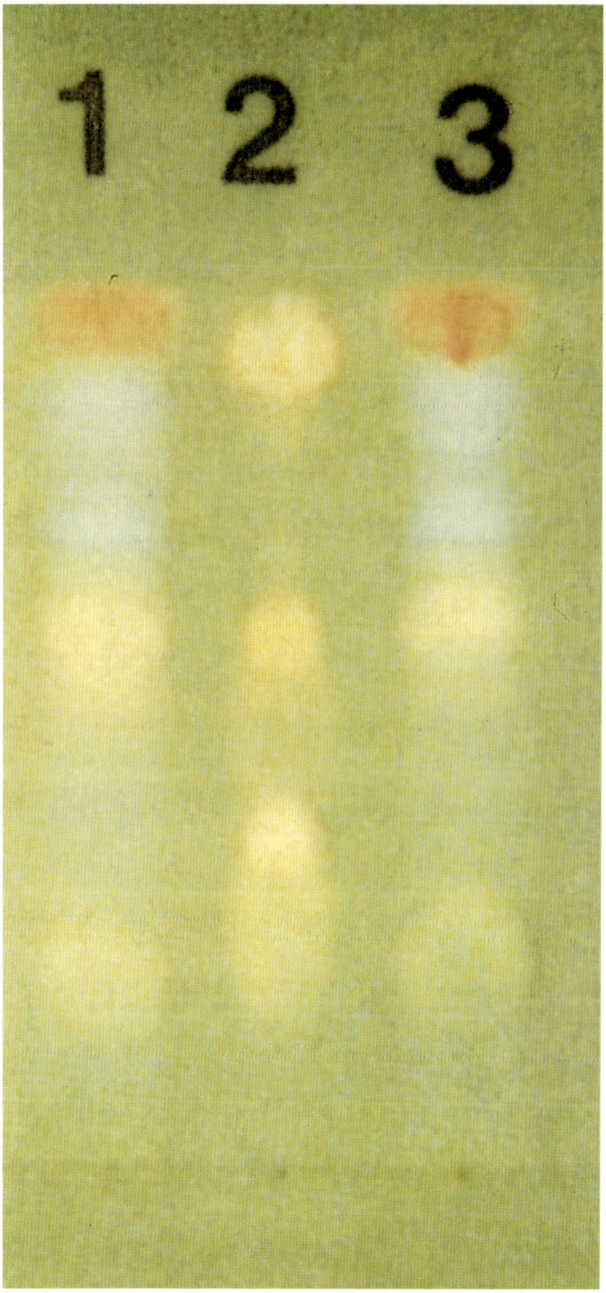

Abb. 11:

Beispiel einer modernen Dünnschichtchromatographie zur Bestimmung des Gehaltes und der Unverfälschtheit einer Droge. In diesem Fall Brombeerblätter. Spalten 1 und 3 zeigen Brombeerblätter verschiedener Herkunft, Spalte 2 zeigt die Referenzsubstanz, die den Vergleichswert anzeigt.
Aus: Max Wichtl (Hrsg.), Teedrogen. 2. Auflage 1989, S. 119.
Wissenschaftliche Verlagsgesellschaft mbH, Stuttgart.

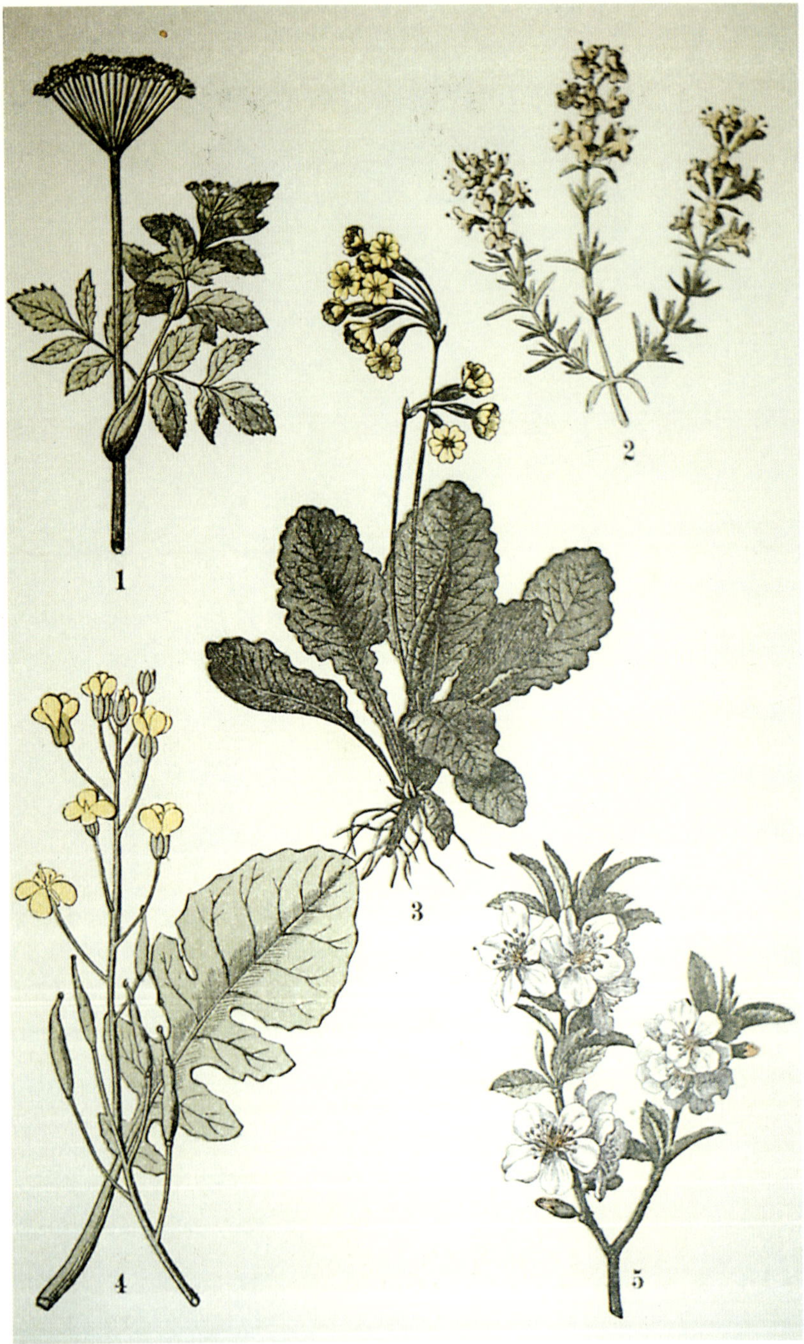

Tafel 2

1. Engelwurz – Angelica Archangelica L.
2. Quendel – Thymus serpyllum L.
3. Primel – Primula veris L.
4. Raps – Brassica napus L.
5. Mandelbaum – Amygdalus communis L.

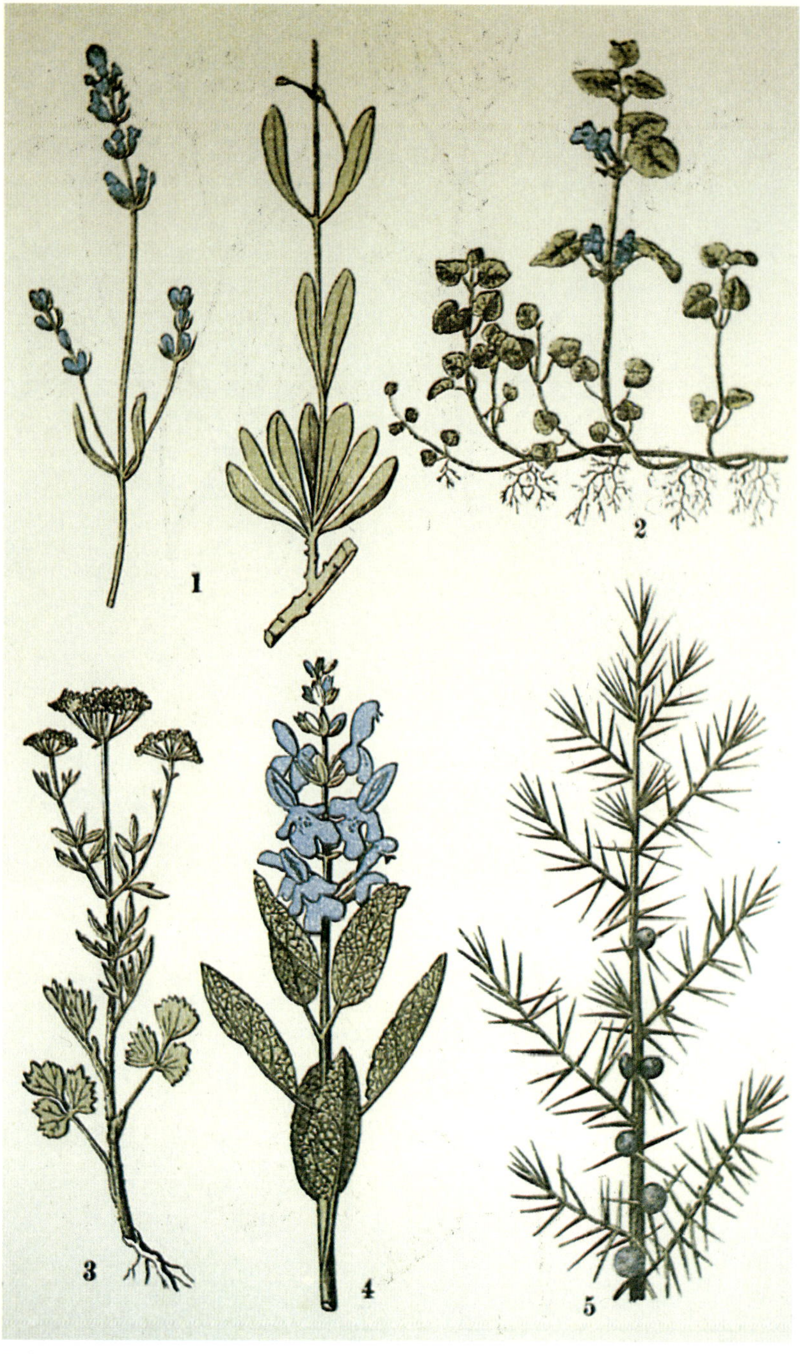

Tafel 1

1. Lavendel – Lavandula angustifolia Mill.
2. Gundelrebe – Hedera terrestris L.
3. Anis – Pimpinella anisum L.
4. Salbei – Salvia officinalis L.
5. Wacholder – Juniperus communis L.

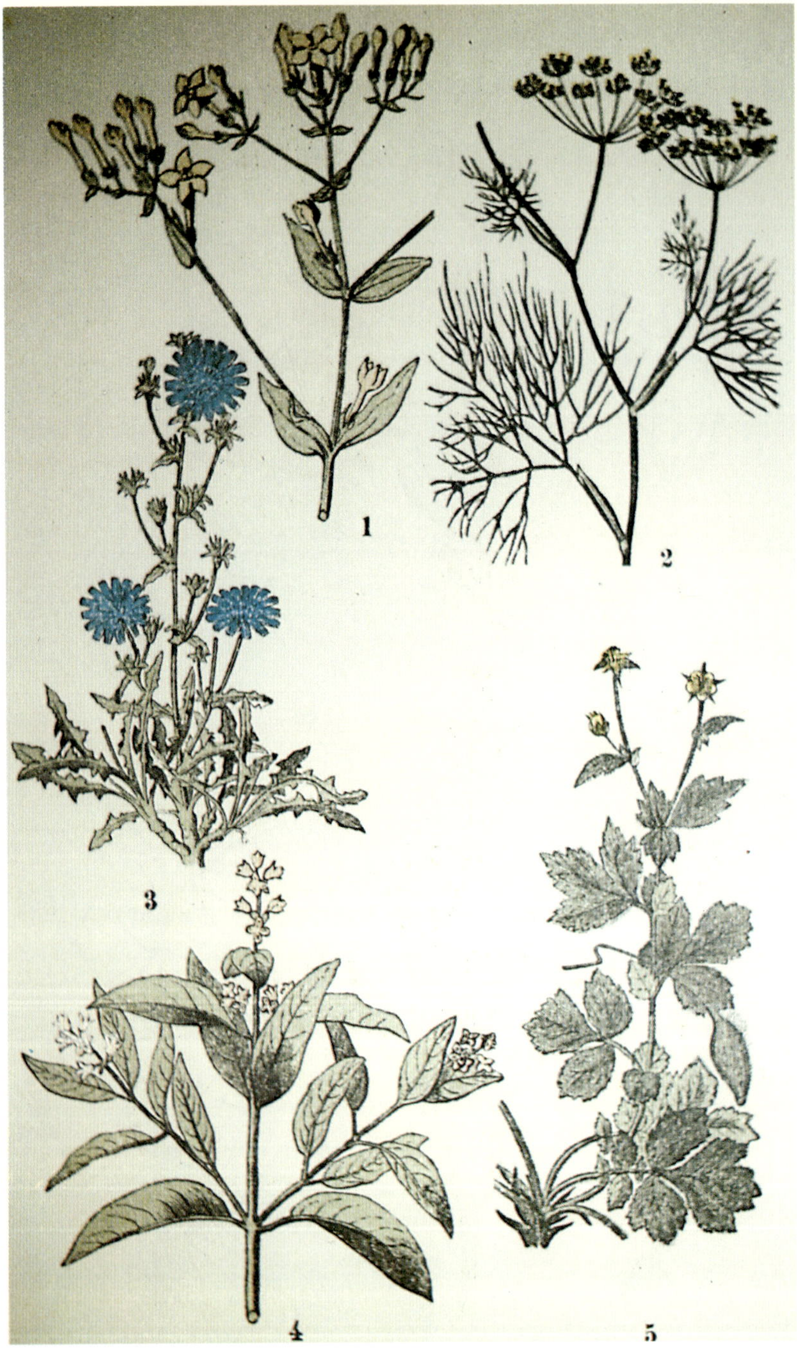

Tafel 3

1. Tausendgüldenkraut – Centaurium erythraea Rafn.
2. Fenchel – Foeniculum vulgare Mill.
3. Wegwarte – Cichorium intibus L.
4. Roter Sandelholzbaum – Pterocarpus Soauxii Taub.
5. Nelkenwurz – Geum urbanum L.

Kieselkräuter

Wie die flavonoidhaltigen Pflanzen haben auch die Kieselkräuter mit unserer Widerstandskraft zu tun. Während aber die Wirkbreite der vielen Heilpflanzen mit Flavonoiden gestreut ist – je nach Art des Flavonoids bzw. der Wirkrichtung der zusätzlichen Inhaltsstoffe –, sind die Eigenschaften der Kieselkräuter mehr spezifisch: Sie heben die Widerstandskraft unserer Bindegewebe durch Anregung der Bildung von Abwehrzellen. So können sich Infekte, die das Bindegewebe mitbetreffen, nicht so leicht ausbreiten. Die wichtigsten Kieselkräuter sind das Zinnkraut, das Hohlzahnkraut und der Vogelknöterich.

Das Zinnkraut – Equisetum arvense
Der verwendete Pflanzenteil ist das Kraut – Equiseti herba. Kneipp, der selbst in seiner Jugend an Blutbrechen litt – infolge offener Tuberkulose –, schreibt: „Bei Blutungen und Bluterbrechen zählt der Zinnkraut-Thee mit zu den ersten und besten. Wer Blut bricht, nehme ihn schleunigst. Ich kenne Fälle, in denen nach vier Minuten schon völliger Stillstand eingetreten ist." Bei Nasenbluten empfahl er, den Absud von Zinnkraut langsam durch die Nase aufzuziehen und bei starken Regelblutungen ein bis zwei Tassen Zinnkraut-Tee täglich zu trinken. Er bezeichnet das Zinnkraut auch als eines der „Notkräuter" – man solle es immer „in genügender Menge vorrätig haben, damit daß man es im Falle der Not, die oft plötzlich hereinbricht, sofort zur Hand habe."

Die deutsche Bezeichnung „Zinnkraut" kommt von der Verwendung in der Küche als Reinigungsmittel; mit einer Hand voll Zinnkraut putzte man das früher vielgebrauchte Zinngeschirr (Teller, Krüge usw.) blank. In Wirklichkeit waren es die winzigen kleinen Siliziumkristalle, welche diese reinigende Arbeit vollbrachten. Andere deutsche Bezeichnungen sind „Ackerschachtelhalm" oder „Pferdeschwanz". Dieser letztere Name deckt sich mit der botanischen Bezeichnung „Equisetum".

Der Vogelknöterich, Wegtritt – Polygonum aviculare
Der verwendete Pflanzenteil ist das Kraut – Polygoni avicularis herba. Man muß bei der botanischen Rezeptur das Eigenschaftswort avicularis beifügen, denn es gibt in der Pflanzenheilkunde auch andere Knöteriche (Wasserpfeffer – Polygonum hydropiper). Wie

das Zinnkraut zeichnet sich auch der Vogelknöterich als besonderes Kieselkraut aus. Kneipp, der den Namen Wegtritt bevorzugte, schreibt ihm eine allgemeine Heilkraft zu; das ist für ihn wohl die Umschreibung des heutigen Begriffs „Anhebung der allgemeinen Widerstandskraft".

Prior *Bonifaz Reille* geht ins Detail: „Wegtritt (Vogelknöterich) wird innerlich mit Erfolg angewendet bei Magengeschwüren und Magenblutungen. Eine besondere Wirkung wird ihm bei Grieß- und Steinleiden zugesprochen. Ferner bei Anstauungen, Verhärtungen, kleinen Gewächsen im Magen beharrlich getrunken, soll die Wirkung vorzüglich sein. Bei Verschleimung der Lunge und Luftwege ist bestimmt guter Erfolg zu erwarten."

Der Hohlzahn – Galeopsis ochroleuca
Der verwendete Pflanzenteil ist das Kraut – Galeopsidis ochroleucae herba. Das Hohlzahnkraut ist das dritte Kieselkraut, welches speziell zur Resistenzsteigerung des Bindegewebes verwendet wird.

Es gab früher den *Kobert*schen Tee gegen die Lungentuberkulose:

Zinnkraut – Equiseti herba	75,0
Vogelknöterichkraut – Polygoni avic. herba	150,0
Hohlzahnkraut – Galeopsidis ochr. herba	50,0

Dieser Tee mußte eingekocht werden, um das Silizium aus den Pflanzen zu lösen. Heute weiß man, daß Zucker oder Honig, vor dem Ziehen beigefügt, die Ausbeute an Silizium verbessert. Es erinnert wieder an die Technik Kneipps, die Kräuter in Milch abzukochen. Das war natürlich bedeutend rationeller, da Milch Milchzucker enthält.

Heute ist die Lungentuberkulose zum Glück seltener geworden. Außerdem verfügt man über gute „Tuberkulostatika" – die Tuberkulosebazillen blockierenden Mittel. Doch wird dieser Tee als Zusatzbehandlung nach wie vor empfohlen.

Die sonst üblichen Indikationen: Kräftigung des Bindegewebes, der allgemeinen Widerstandskraft, Besserung von Haut und Haar sowie Ausscheidung von harnpflichtigen Substanzen.

Im übrigen verschreibt man den Tee heute nicht wie seinerzeit der Pharmakologe *Kobert* zu ungleichen, sondern zu gleichen Teilen, also alle drei Pflanzen zu je 50 oder 70 Gramm.

Neben Zinnkraut, Vogelknöterichkraut und Hohlzahnkraut besitzen auch der Spitzwegerich und das Lungenkraut (Plantago lanceolata und Pulmonaria officinalis) gute Mengen an Kieselsäure. Man kann sie, zu gleichen Teilen, den anderen drei Pflanzen beifügen. Die Wirkung auf das Lungengeschehen ist dann besser ausgeprägt.

Die säftereinigenden Pflanzen – Antidyskratika

Sie spielen bei Sebastian Kneipp eine besondere Rolle, da für ihn das Entfernen und Ausscheiden von schädlichen Substanzen aus Blut und Säften einen wichtigen Akt auf dem Weg zur Gesundheit bedeutete. Die folgenden Heilpflanzen hat Kneipp alle eigens beschrieben. In einer übersichtlichen Gruppe sollen sie (wie heute üblich) an dieser Stelle zusammengefaßt werden.

Der Begriff „Antidyskratika" kommt von dem griechischen Wort „Dyskrasie" – schon *Hippokrates* hat es verwendet. Dyskrasie bedeutet „Ungleichgewicht der Säfte". Das gesunde Gegenteil ist die „Eukrasie", das ideale Gleichgewicht der Säfte. Die Antidyskratika nun sind Heilpflanzen, die ein bestehendes Ungleichgewicht der Säfte bereinigen und Dyskrasie zur Eukrasie wandeln.

Die Antidyskratika stehen in ergänzender Beziehung zu den vorher beschriebenen Kieselkräutern: Diese bauen das Bindegewebe auf, indem sie Bindegewebsabwehrzellen mobilisieren; die Antidyskratika haben eine ähnliche Wirkung im Blut und in den Säften. So ergänzen sich beide Gruppen hervorragend (man kann sie durchaus auch gemeinsam verwenden, allerdings nicht unbedingt im selben Gemisch – obwohl auch das möglich ist).

Zu den Hauptwirkungen der Antidyskratika gehören die „Reinigungsarbeiten". Sie werden aber auch durchaus sinnvoll bei rheumatischen Erkrankungen eingesetzt, speziell beim chronischen Gelenksrheumatismus.

Die Brennessel – Urtica urens
Verwendet wird das Kraut – Urticae herba. „Die Brennessel ist die verachtetste unter den Pflanzen", schreibt Kneipp; aber: „Für den Kenner hat sie in der That den größten Wert." Seine Hauptanzeigen sind „unreines Blut" und „Rheumatismus". Das gilt nach wie vor. Man hat längst nachgewiesen, daß die Brennessel den Körper von allen möglichen Stoffen reinigt. Das gilt im besonderen vom erhöhten Harnstoff, einem Eiweißabbauprodukt. Die Brennessel mobilisiert aber auch gestautes Wasser in den Geweben, wenn dieses mit „Schlacken" versetzt ist. Das ist der Unterschied zu den Birkenblättern, die auch schlackenfreies Wasser ausschwemmen. Die Brennnessel ist deshalb ein Diuretikum, die Birkenblätter ein Aquareti-

kum – kleine Unterschiede, die bei der Komposition von Teegemischen eine Rolle spielen können.

Kneipp verwendete nur die große Brennessel – Urtica dioica. Heute werden beide eng verwandten Unterarten empfohlen, also auch die kleine Brennessel – Urtica urens.

Der Löwenzahn – Taraxacum officinale
Verwendet werden heute meist die Wurzel und das Kraut zu gleichen Teilen – Taraxaci radix cum herba. Für den Tee oder den Saft hat Kneipp gewöhnlich die Blätter eingesetzt. Er betont sogar, daß sich Brennessel und Löwenzahn einander hervorragend ergänzen: „Mit dem Löwenzahn kann man auch die Brennessel verwenden und beide miteinander wiegen (zu gleichen Teilen verwenden). So ist ein Saft bald gemacht, in der Zeit von einer halben Stunde, und hat eine gute Wirkung. Man kann ihn 2- bis 3mal am Tag trinken; dann wird man bald merken, wieviel Unreinigkeit sich im Körper aufhält." – Der trotz gelegentlichen Poltersinnes vornehme Kneipp meint mit diesem letzten Satz, daß man bald regelrecht stinkt; der Stuhl, die Blähungen, der Harn, der Schweiß; überhaupt alle Körperausdünstungen und -ausleitungen. Die Gifte, die man ausscheidet, riechen nun mal nicht nach Lavendel. Aber sie sind nicht mehr innerhalb, sondern außerhalb des Körpers. Das ist hier wohl gemeint. Deshalb wird auch bei jeder Entgiftungskur besondere Waschkultur empfohlen. Kneipp spricht von den Waschungen (an anderer Stelle) von „Ableitung, gleichsam wegwaschen" von Schlacken. In dem hier beschriebenen Zusammenhang versteht wohl jeder diesen Satz: Man kann Schlacken wirklich „abwaschen"; nur muß man vorher alles richtig tun.

Die Birke – Betula pendula
Die verwendeten Pflanzenteile sind die Blätter – Betulae folium. Kneipp selbst hat sie sicher verwendet, aber nicht eigens beschrieben. Im „Centralblatt" und im „Kneipp-Boten" aber gibt es ausführliche Artikel. Darüber wurde (da die Birke ein hervorragender Flavonoidträger ist) schon auf Seite 92 berichtet. Sie rundet die drei einfachen Antidyskratika ab, als Mittel gegen Wasserstau. Man mischt, wenn man ein mildes Antidyskratikum braucht, die drei Heilpflanzen zu gleichen Teilen:

Brennesselkraut – Urticae herba
Löwenzahnwurzel mit -kraut – Taraxaci radix cum herba

Birkenblatt – Betulae folium
zu gleichen Teilen auf 200 Gramm.

Herstellung durch Überbrühen. 1 Eßlöffel mit einem halben Liter siedendem Wasser übergießen, 10 Minuten ziehen lassen, abseihen. Tagsüber (nicht heiß) verteilt trinken.

Löwenzahn heißt auf französisch „pissenlit", das heißt: „mach in's Bett". Gemeint ist, daß die wassertreibende Wirkung so intensiv sein kann, daß man im Schlaf vorzeitig überrascht werden kann. Am Abend also sollte man nicht zu große Mengen eines Tees mit Löwenzahn trinken.

Weitere Antidyskratika sind die Bohnenhülsen (Phaseoli pericarpium) von Busch- oder Stangenbohnen. Weiters der Sandseggenwurzelstock (Caricis rhizoma), die Stengelspitzen des Bittersüßen Nachtschatten (Dulcamarae stipites – Vorsicht: Überdosierungen möglich!) und die Wacholderbeeren. Sie gehören zu den Lieblingsmitteln des Pfarrer Kneipp.

Der Wacholderstrauch – Juniperus communis
Die verwendeten Pflanzenteile sind die Beeren – Juniperi fructus. Kneipp verwendete sie als Magen- und als Nierenmittel. Allerdings, das muß vorweg gesagt sein, sie sind nicht unbedenklich: Bei bestehenden akuten oder chronischen Nierenerkrankungen ist Zurückhaltung am Platz, da die Inhaltsstoffe der Beeren die ausführenden Nierengänge reizen. Kneipp hat darauf auch Rücksicht genommen: Seine Wacholderbeeren-Kur ist an- und absteigend, um den Körper nicht überfallartig zu belasten.

Den ersten Tag mit vier Beeren beginnen, den zweiten mit fünf Beeren fortfahren, den dritten sechs, den vierten sieben Beeren kauen, und so fortfahren bis zum zwölften Tag bzw. 15 Beeren. Dann wieder auf 5 Beeren heruntersteigen, jeden Tag eine Beere auslassend.

Das Anwendungsgebiet: Magenschwäche, Stein-, Grieß- und Leberleiden. Auch für das Betreuungspersonal von Kranken, die an Infektionen leiden, empfahl Kneipp das Kauen von 6-10 Wacholderbeeren – zum eigenen Schutz, da die Beeren die Keime „ausräuchern": Eine gar nicht so abwegige Vorsichtsmaßnahme! Die eigenen Nieren sollten allerdings nicht angegriffen sein.

Man kann auch Teegemische mit Wacholderbeeren komponieren.

Ein Beispiel:
Wacholderfrucht – Juniperi fructus
Brennesselkraut – Urticae herba
Löwenzahnwurzel mit -kraut – Taraxaci radix cum herba
Fenchelfrucht – Foeniculi fructus
Faulbaumrinde – Frangulae cortex
zu gleichen Teilen auf 200 Gramm. 1 Eßlöffel wird mit einem halben Liter siedendem Wasser überbrüht. 10 Minuten bedeckt ziehen lassen, abseihen. Auf 3 Tassen zu den Mahlzeiten verteilen.

Die Faulbaumrinde ist ein relativ mildes, aber bei Dauergebrauch nicht unbedenkliches Abführmittel. Bei guten Entschlackungstees ist das manchmal notwendig. Man sollte aber gegen Ende der Kur „ausschleichen": Statt 1 Eßlöffel nimmt man erst 2 Teelöffel und dann in der letzten Woche 1 Teelöffel. Auf diese Weise verdünnt man den Tee allmählich – für den Dauergebrauch nämlich ist er nicht geeignet.

Die Kneipp-Reille-Mischungen

In den letzten Jahren seines Lebens beschloß Kneipp, sein auf mehrere Bücher verteiltes naturheilkundliches Werk in einem großen Sammelband herauszugeben. Er beauftragte seinen Sekretär, Frater *Bonifaz Reille*, das Material zu sichten, neu zu ordnen, unnötige Wiederholungen zu beseitigen und auch die Abbildungen zu überdenken. „Das Zerstreute sollte zu einem einheitlichen übersichtlichen Ganzen zusammengefaßt sein, und zwar so, daß auch das Unscheinbare und auf den ersten Blick Unbedeutende an den richtigen Platz und in den richtigen Zusammenhang zum großen Ganzen gefügt ist."

Kneipp erlebte das Erscheinen dieses Buches nicht mehr. Am 17. Juni 1897 verstarb er nach längerer Krankheit. *Bonifaz Reille*, nun Prior der Dominikaner in Wörishofen, führte die Arbeit gewissenhaft fort. Die Einteilung paßte er der für medizinische Volksbücher damals üblichen Norm an. Das Kapitel „Apotheke" reiht er (im Unterschied zu Kneipp) hinter das Kapitel „Krankheiten". So geht der Ergänzungscharakter der Heilpflanzen zu den Wasseranwendungen und überhaupt die Vorstellung Kneipps, daß die Heilpflanzen von Wald und Wiese nichts anderes seien als eine besondere Form der Ernährung, ein wenig verloren.

Am Text hat Frater Prior *Bonifaz Reille* nichts geändert. Ab und zu einige Ergänzungen oder Hinweise – solche setzte er dann in eckige Klammern. Im Kapitel „Apotheke" sind sie selten. Die im folgenden abgedruckten „Thee-Mischungen" stammen aus der Zusammenfassung *Reilles* am Schluß des Kapitels. Es sind zweifellos Mischungen, die Kneipp selbst verwendet hat. Das „Große Kneippbuch" ist, wie *Reille* im Vorwort schreibt, als „ein mühsames Werk ... den ganzen Kneipp in eine Form zu gießen" im Jahre 1903 erschienen.

Tab. 11: Die Tee-Mischungen Kneipps, modifiziert nach Prior Bonifaz Reille

Lateinische Bezeichnung	*Deutsche Bezeichnung*	*Teile*	*Wirkung*
Quercus cortex Tormentillae rhizoma Bursae pastoris herba	Eichenrinde Blutwurzelstock Hirtentäschelkraut	gleiche Teile	Blutungen Bluthusten
Juniperi fructus Equiseti herba Artemisiae herba	Wacholderbeere Zinnkraut Wermutkraut	gleiche Teile	Magenschwäche Leberschwäche
Centaurii herba Trifolii fibrini folium Juniperus fructus	Tausendguldenkraut Bitterkleeblatt Wacholderbeere	gleiche Teile	Magenschwäche
Angelicae radix Euphrasiae herba Foeniculi fructus	Angelikawurzel Augentrostkraut Fenchelfrucht	gleiche Teile	Magenschwäche
Euphrasiae herba Pruni spinosae flos	Augentrostkraut Schlehenblüte	gleiche Teile	Verstopfung Darmträgheit
Verbasci flos Tiliae flos Menthae piperitae folium	Wollblumenblüte Lindenblüte Pfefferminzblatt	gleiche Teile	Koliken Krämpfe Verkühlung
Foeniculi fructus Anserinae herba Rutae hortensis herba	Fenchelfrucht Gänsefingerkraut Gartenrautenkraut	gleiche Teile	Krämpfe Schwindel
Artemisiae herba Primulae flos	Wermutkraut Primelblüte	gleiche Teile	Migräne Kopfschmerzen
Verbasci flos Sambuci flos Tiliae flos	Wollblumenblüte Holunderblüte Lindenblüte	gleiche Teile	Infekte Schweiß-treibend
Plantaginis lanc. herba Farfarae folium Pulmonariae herba	Spitzwegerichkraut Huflattichblatt Lungenkraut	gleiche Teile	Atemwegs-erkrankungen
Urticae herba Lamii albi flos Malvae flos	Brennesselkraut Taubnesselblüte Malvenblüte	gleiche Teile	Atemwegs-erkrankungen
Violae odoratae folium Hyperici herba Nasturtii herba	Veilchenblatt Johanniskraut Brunnenkressenkraut	gleiche Teile	Atemwegs-erkrankungen
Rosmarini folium Sambuci ebuli radix Equiseti herba	Rosmarinblatt Zwergholunderwurzel Zinnkraut	gleiche Teile	Kreislauf-schwäche Wassersucht
Sambuci flos Sambuci ebuli radix Juniperi fructus	Holunderblüte Zwergholunderwurzel Wacholderfrucht	gleiche Teile	Wassersucht
Avenae herba Cynosbati fructus	Haferkraut Hagebuttenfrucht	gleiche Teile	Nierenschwäche
Rutae hortensis herba Pimpinellae radix Anserinae herba	Gartenrautenkraut Bibernellwurzel Gänsefingerkraut	gleiche Teile	Atemschwäche

Tab. 11: Die Tee-Mischungen Kneipps, modifiziert nach Prior Bonifaz Reille

Lateinische Bezeichnung	*Deutsche Bezeichnung*	*Teile*	*Wirkung*
Veronicae herba	Ehrenpreiskraut	gleiche	Melancholie
Valerianae radix	Baldrianwurzel	Teile	Schwindel
			Herzklopfen
Salviae folium	Salbeiblatt	gleiche	Hautausschläge
Rosmarini folium	Rosmarinblatt	Teile	Ekzeme
Millefolii herba	Schafgarbenkraut		Blutreinigung
Equiseti herba	Zinnkraut		
Urticae herba	Brennesselkraut		
Plantaginis lanc. herba	Spitzwegerichkraut		
Hyperici herba	Johanniskraut		
Absinthii herba	Wermutkraut		
Centaurii herba	Tausendguldenkraut		
Juniperi fructus	Wacholderbeere		

Die Zubereitung:
Frater Prior *Bonifaz Reille* gibt eine nach Pflanzenteilen differenzierte Zubereitung an: „Wurzeln, Rinden, Beeren und harte Kräuterstengel werden längere Zeit gekocht, während man Blätter und Blüthen, wenn sie sich in getrocknetem Zustand befinden, nur mit siedendem heißem Wasser übergießt, bis zur Erkaltung stehen läßt und dann vor dem Gebrauch durchseiht. Blätter und Kerne werden vorher zerdrückt ... Hat man Rinden, Blüthen und Blätter miteinander zu einem Thee zu verwenden, so kocht man zuerst die Rinde, gibt dann Blätter und Blüthen dazu, nimmt hierauf den Topf vom Feuer weg, deckt denselben zu und läßt den Thee fünfzehn Minuten stehen, worauf man ihn durchseiht ... Man kann, wenn die Theesorten schon gemischt sind, dieselben auch miteinander kochen, selbst wenn Blüthen mit Blättern und Rinden gemischt sind..."

Reille empfahl bei Tee-Mischungen, von jedem Bestandteil soviel zu nehmen, wie man mit zwei Fingern fassen kann. Wacholderbeeren werden nach der Stückzahl berechnet: Acht Stück pro Tasse. Nur vom Wermutkraut empfiehlt *Reille*, kleinere Mengen zu gebrauchen, „weil sonst der Thee zu bitter wird".

Reille war ein Anhänger der kleinen Dosen: „Entweder alle Stunden einen Löffel voll...; oder man kann jeden Morgen und Abend zwei bis drei Löffel nehmen." Die Tees sollen nur in Ausnahmefällen heiß getrunken werden: Koliken, Krämpfe, Unterkühlung, für Schwitzkuren.

Soll der Tee wärmende Wirkung ausüben, mischt man drei Teilen Tee einen Teil Wein und etwas Honig bei. „Manche Leute geben Zucker an den Thee, das ist nichts."

Die Pulver in Kneipps Hausapotheke

In Kneipps „Kleiner Hausapotheke" findet man hinter den Teesorten als Abschnitt III die Pulver gereiht. Und zwar von Alaun, Aloe, Angelika, Attich, Augentrost, Baldrian, Fenchel, Foenum graecum, Huflattich, Leinsamen, Minze, Salbei, Santala und Wermut. Ferner: Knochenpulver, Kohlenstaub und Kreidemehl.

Grundsätzlich sind Pulver dasselbe wie getrocknete Teepflanzen, allerdings anders zubereitet. Die hier von Kneipp gemeinte Zubereitungsform sind die heute noch üblichen Schachtelpulver – Pulveres ad scatulam. Man erhält sie durch sorgfältiges Zerkleinern der getrockneten Heilpflanzen durch Stoßen, Reiben oder Mahlen. Dabei gibt es mehrere Zerkleinerungsgrade, den „Siebgrößen" IV bis VI des Arzneimittelbuches entsprechend.

IV gilt als grob gepulvert, bei einer Maschenweite des Siebes von 0,75 Millimeter.

V gilt als mittelfein gepulvert, bei einer Maschenweite des Siebes von 0,3 Millimeter.

VI gilt als fein gepulvert, bei einer Maschenweite des Siebes von 0,15 Millimeter.

Kneipp hat die getrockneten Pflanzenteile in einem Mörser zerstoßen oder zerrieben. Er betont die Umständlichkeit der Herstellung im Hausgebrauch und verweist auf die Möglichkeit, sich die Pulver in der Apotheke zu beschaffen. Tatsächlich ist die Herstellung der Pulver vergleichsweise kompliziert.

Aber, so Kneipp: „Manchem Kranken ist damit leichter beizukommen als mit Thee. Man streut das vorgeschriebene Pulver mit Gewürz (Pfeffer, Zimt usw.) an eine Speise oder mischt es an einen Trank, daß sie desselben gar nicht gewahr werden; auch wird es in Oblaten gegeben, was wohl das zweckdienlichste sein dürfte." Pulver kann man auch mischen; das aber erfordert schon sehr genaues Vorgehen.

Der Vorteil ist, daß man das Pulver immer mit auf Reisen nehmen kann; bei Bedarf nimmt man eine Prise. Bei genau zu dosierenden

Pulvern gibt es abgeteilte oder eingestellte Pulver – Pulveres titrati. Das ist zum Beispiel bei Digitalis oder Opium vorgeschrieben; mit solchen Pflanzen aber hatte Kneipp nichts zu tun. Während bei den Heilpflanzen die Zubereitungsform als Pulver in den Hintergrund gedrängt wurde (heute macht man dasselbe, indem man Tabletten – Tabulattae – herstellt, wobei man das Pulver mit einem Bindemittel versieht und in geeigneten Maschinen genau dosiert preßt), war bei der Zubereitung von zum Beispiel Kreidemehl, Knochenpulver und Kohlenstaub diese Herstellungsweise notwendig. Diese Mittel wirken nur, wenn sie feinst zerteilt sind.

1. Alaun – Alumen – Aluminium-Kaliumsulfat
Eine mineralische Substanz mit ätzender Wirkung. „Alaun ätzt; er eignet sich danach für faule bösartige Schäden", schreibt Kneipp. Man streut entweder ein wenig vom Pulver direkt auf die Wunde, oder man löst Alaun auf, tränkt einen Leinenlappen und legt diesen auf die Wunde. Die üblichen Verdünnungen: 2-5 % zum Gurgeln, bis 10 % für Vaginalspülungen.

2. Aloe – Curacao Aloe
Für Kneipp erfüllte das Aloe-Pulver zwei Zwecke.
a) Für den verdorbenen Magen: 1-2 Messerspitzen Aloepulver werden in 1 Kaffeelöffel Honig gesiedet und eingenommen.
b) Als Augenwasser, wenn man 1 Messerspitze Aloe in ein Medizinglas gibt und mit heißem Wasser aufschüttet. Auf Normaltemperatur gebracht als Augenbad; bei triefenden und eitrigen Augen. Heute wird man, bevor man zu diesem Mittel greift, besser den Augenarzt aufsuchen – nicht alle Keime reagieren auf Aloe.

3. Angelika – Angelica archangelica
Diese Lieblingswurzel Kneipps verwendete er erster Linie als Tee (Seite 48). Man kann aber aus den Wurzeln, Samen oder Blättern auch Pulver bereiten. „2- oder 3mal eine Messerspitze voll solchen Pulvers ersetzt den Tee."

4. Attich – Zwergholunder – Sambucus ebulus
Er ist ebenfalls bereits bei den Teesorten beschrieben (Seite 56). Aus den Wurzeln bereitete Kneipp auch das Pulver. 2 Messerspitzen 2mal täglich sind seine Dosierungsempfehlung.

5. Augentrost – Euphrasia rostkoviana
Augentrost ist in erster Linie eine äußerlich anzuwendende Pflanze. Man verwendet das Kraut – Euphrasiae herba. Es gibt heute eigene

Euphrasia-Tinkturen für den äußerlichen Gebrauch, die man vor der Anwendung in abgekochtem Wasser verdünnen muß (10-30 Tropfen auf 1 Tasse abgekochtes Wasser). Damit macht man Augenbäder bei Lidrandentzündungen und auch bei Schwachsichtigkeit.

Kneipp verwendete sowohl den Tee als auch das Pulver. „Mit dem Thee (1 Messerspitze Pulver) wäscht man 2- bis 3mal täglich die Augen gut aus, oder man taucht in denselben kleine Fleckchen, die man über Nacht aufs Auge legt und mit einer Binde befestigt." Kneipp verwendete den Augentrost für den Magen: „Auch Magentrost könnte man ihn nennen." Als Bittertee zu regerer Verdauung und Verbesserung der Magensäfte.

6. Baldrian – Valeriana officinalis
Das berühmte Beruhigungsmittel verwendete Kneipp sowohl als Tee als auch als Pulver. Seine Hauptindikation sind Kopfschmerzen. Dr. *Baumgarten* verschrieb bei Migräne stündlich einen Teelöffel Baldriantee oder 1 Messerspitze des Pulvers zu nehmen (neben Wasseranwendungen).

7. Fenchel – Foeniculum vulgare
Diese Anwendung als Pulver leuchtet ein. Denn wir verwenden den Fenchel auch in der Küche in geriebener Form. Kneipp hat ihn in der Kaffeemühle gemahlen. Wie Augentrost hat er Fenchelwasser auch als Augenwasser verwendet.

8. Bockshornklee – Foenum graecum
Hier war die Anwendung des Pulvers die bevorzugte. Die Stammpflanze hat den botanischen Namen Trigonella foenum-graecum. Die innerliche Hauptwirkung ist, ähnlich dem Leinsamen, eine Schutzwirkung für die gereizte Magenschleimhaut. Mehr in Verwendung ist der abgekochte Brei zur Erweichung von Verhärtungen, Geschwulsten und Geschwüren.

9. Huflattich – Tussilago farfara
Kneipp verwendete die Blätter sehr gerne auch als Pulver. Nach dem Trocknen wurden sie zu Pulver zerrieben. Als Einnahme 2- bis 3mal täglich 1-2 Messerspitzen voll. Hauptanwendungsgebiet ist die Bronchitis, wie beim Tee (Seite 64). Kneipp mischte Huflattichpulver auch in die Speisen wie ein Gewürz. Offenbar wollte er so eine vorbeugende Wirkung erzielen, denn damals waren Lungenerkrankungen weit verbreitet.

10. Leinsamen – Linum usitatissimum
Für Kneipp war der Leinsamen eine Art Ersatz für den Bockshornklee. Allerdings gab es damals noch nicht so hochwertige Zuchten wie heute. Ganzer, leicht angeritzter Leinsamen oder geschroteter Leinsamen gelten heute als die besten und natürlichsten Abführmittel (durch Quellung und Ölbildung). Die manchmal behauptete Blausäure aus Leinsamen stimmt nicht. Sie hat nur theoretische Bedeutung.

11. Minze – Mentha piperita
Kneipp verwendete sowohl den Tee als auch das aus den getrockneten Blättern geriebene Pulver. Die Anwendungsgebiete sind dieselben: Krampflösend, magenberuhigend, den Gallefluß anregend. Kneipp wendete die Minze auch bei Kopfschmerzen an.

12. Salbei – Salvia officinalis
Das Pulver verwendete Kneipp als Gewürz, seltener gelöst in Wasser. Während man heute den Salbei vorwiegend als Gargarysma (Gurgelmittel) verwendet, gab Kneipp ihn auch innerlich zur Stärkung von Leber und Nieren. Salbei ist ein Hauptmittel gegen übermäßige Schweißsekretion. Junge Mütter verwenden ihn, wenn es an das Abstillen geht, da Salbei die Milchsekretion hemmt. Umgekehrt wird die Menstruation nach der Entbindung durch Salbei wieder eingeleitet.

13. Sandelholz – Santala – Lignum Santali rubrum – Santali officinale
Das Sandelholz ist eigentlich zum Färben. Es gibt verschiedene Unterarten: das weiße, gelbe und rote Sandelholz, wobei die Unterschiede nicht nur in der Farbe liegen. Man nennt das rote Sandelholz auch eine „Schmuckdroge". Kneipp hat das Pulver mit der Mistel (Viscum album) gemischt, weil er beobachtet hatte, daß Santala die Mistelwirkung verstärkt. Als Blutreinigungsmittel ist Santala zumindest in der Volksmedizin gebraucht.

14. Wermut – Artemisia absinthium
Diese von Kneipp so bevorzugte Heilpflanze (Seite 49) läßt sich ebenfalls als Pulver anwenden. Die Hauptanwendungsgebiete sind dieselben wie beim Tee: Magenübelkeit, Verdauungsschwäche, träge Galle und Melancholie.

15. Knochenpulver, Kohlenstaub, Kreidemehl – Carbo activatus
Diese drei Pulver haben bei Kneipp ähnliche Anwendungen:

- Das schwarze Knochenpulver stellte er durch völliges Verbrennen von Tierknochen her.
- Das weiße Knochenpulver brannte er wie Kalk. Anschließend pulverisierte er die verkalkten Knochen.
- Das graue Knochenpulver war ein Gemisch aus schwarzem und weißem Knochenpulver zu gleichen Teilen.

Alle Pulver dienten dem Aufbau nach Krankheiten. Das schwarze Pulver gab er vorwiegend Kindern, die an Rachitis litten. Die Dosis: 1-2 Messerspitzen in Wasser.

Das weiße Knochenpulver gab er bei Wachstumsstörungen und Knochenschwund im Alter.

Das graue Pulver galt als Universalmittel zur Kräftigung.

Den Kohlenstaub bereitete Kneipp aus Holzkohle, besonders aus dem Holz von Linden. Er diente der Wiederherstellung nach Darmkrankheiten. Die Dosis: 1 Eßlöffel 1- bis 2mal täglich. Diese Form entspricht am ehesten unserer Aktivkohle, die aus rein pflanzlichen Materialien (Holz, Torf oder Zellulose) hergestellt wird.

Das Kreidemehl schließlich hat Kneipp aus Schulkreide hergestellt. Er hatte beobachtet, daß Kinder Schulkreide entwenden und „mit leidenschaftlichem Behagen" verspeisen. Also nahm er an, daß es sich um ein notwendiges Baumaterial handeln müsse. „Bei Schwächlingen könnte der Bau mißrathen, oder an Festigkeit einbüßen." Ihnen offenbar erlaubte der gute Religionslehrer Pfarrer Kneipp, Kreide „zu entwenden und zu verspeisen".

Obst- und Gemüsesorten und ihre heilsame Wirkung

Beerenfrüchte

Beerenfrüchte haben eine saftig fleischige Fruchtwand, von der die hartschaligen kleinen Samen völlig eingeschlossen werden. Ihre Stammpflanzen zählen mehrheitlich zur Familie der Rosengewächse – Rosaceae – und sind mit einer Reihe von vielgebrauchten Heilpflanzen eng verwandt. Beerenfrüchte sind zum Teil in das Heilpflanzenregister aufgenommen: Heidelbeere, schwarze Johannisbeere und die Holunderbeere sind bekannte Beispiele. Von fast allen Beeren werden andere Pflanzenteile, meist Blätter, Blüten und Rinde, zur Bereitung von Heiltees oder -tinkturen verwendet.

Rosengewächse, die keine eßbaren Früchte besitzen, sind die Blutwurz, die Anserine, die Nelkenwurz, das Mädesüß, der Frauenmantel; ebenso die Dornsträucher Weiß- und Schlehdorn, deren Früchte teilweise auch als Nahrungsmittel Verwendung finden.

Die eßbaren Beerenfrüchte haben, wenn sie vollreif geerntet werden, oft einen ausgesprochen süßen Geschmack. Fast in der Regel besitzen sie einen vergleichsweise hohen Zuckergehalt, wobei der Fruchtzuckeranteil etwa die Hälfte ausmacht. Das ist für Zuckerkranke von Bedeutung:

Tab. 12:

	Kohlenhydrate	*Glukose*	*Fruktose*	*Saccharose*
Erdbeeren	8	2	2	1
Heidelbeeren	12	2,5	2,5	0,5
Himbeeren	10	2	2	1
Brombeeren	10	2,5	2,5	0,5
Weinbeeren	18	7	7	1

jeweils Gramm in 100 Gramm frischer eßbarer Ware.
Glukose – Traubenzucker
Fruktose – Fruchtzucker
Saccharose – Traubenzucker + Fruchtzucker
Kohlenhydrate – Das Maß zur Berechnung der Einheiten beim Zuckerkranken: 12 Gramm Kohlenhydrate sind 1 Broteinheit (BE).

Zwar werden alle Kohlenhydrate berechnet, aber die Fruktose und das in den Vogelbeeren vermehrt enthaltene Sorbit gelten als „Austauschzucker". Der Körper setzt sie nicht sofort um. Letztendlich werden sie in Glukose verwandelt und benötigen das Zuckerhormon Insulin. Deshalb kann man mit Fruktose und Sorbit etwas freizügiger umgehen. Da Beerenfrüchte zu den wichtigen und zugleich sehr vernachlässigten Nahrungsmitteln zählen, sollte man daran denken. Beerenfrüchte besitzen zum Teil tatsächlich bemerkenswerte Eigenschaften. Pfarrer Kneipp hat sie in seinen Vorträgen und Schriften zu Recht sehr empfohlen.

1. Die Ballaststoffe in den Beerenfrüchten

Beerenfrüchte haben mit großem Abstand die höchste Ballaststoffdichte. Um die Dichte zu ermitteln, rechnet man nicht pro 100 Gramm, sondern pro 100 Kalorien. An erster Stelle liegen die Johannisbeeren, Himbeeren und Brombeeren. Erdbeeren, Stachelbeeren und Weintrauben fallen etwas ab, sind aber vergleichsweise immer noch außergewöhnlich ballaststoffdicht. Ein Vergleich:

Tab. 13:

Nahrungsmittel	*Gramm Ballaststoffe je 100 Gramm Produkt „Ballaststoffmenge"*	*Gramm Ballaststoffe je 100 Kalorien „Ballaststoffdichte"*
Vollgetreide	10	3
Vollkornbrot	7	3
Weißbrot	1	0,4
Kartoffel	3	4
Kohlgemüse	3	11
Möhren	4	10
Rüben	4	9
Tomaten	3	14
Salatblätter	3	15
Apfel	3	5
Birne	4	7
Pflaumen	8	12
Bananen	3	4
Johannisbeere weiß	13	34
Johannisbeere rot	12	27
Johannisbeere schwarz	11	23
Himbeeren	11	23
Brombeeren	11	22
Stachelbeeren	5	14
Erdbeeren	3	9

Jedenfalls sind die Beerenfrüchte am rationellsten, wenn es darum geht, Ballaststoffe ohne großen Kalorienverzehr in den Körper zu bringen. Da die Ballaststoffe besonders von Himbeeren, Brombeeren und Erdbeeren auch sehr gut verträglich sind, eignen sie sich sogar für den Darmschwachen.

Ballaststoffe sind unverwüstlich. Weder Tiefkühlen noch Erhitzen oder Konservieren macht ihnen etwas aus. Man kann sie also jahrein, jahraus verwenden und nicht nur zum Zeitpunkt der Fruchternte. Wenn man allerdings eine Saftpresse benutzt, dann verbleibt der Großteil der Ballaststoffe im Rückstand.

Für einen gesunden erwachsenen Menschen empfiehlt die Weltgesundheitsorganisation (WHO) *täglich 40-50 Gramm Ballaststoffzufuhr* – im Rahmen einer Normalkost. Die Deutsche Gesellschaft für Ernährung (DGE) definiert eine *Untergrenze von 30 Gramm Ballaststoffen täglich*, ebenfalls im Rahmen einer Normalkost (für verschiedene Heilkostformen und notwendige Diäten gelten andere Gesetze).

Man erkennt unschwer, daß die vernachlässigten Beerenfrüchte eigentlich die besten und zugleich günstigsten Lieferanten sind. Ballaststoffe gibt es nur in pflanzlichen Nahrungsmitteln; man kann anhand der Empfehlungen der WHO bzw. DGE recht einfach kalkulieren, wie groß der tägliche Nahrungsanteil an Pflanzen sein sollte. Um es noch einmal zu betonen: Die Zubereitung spielt keine Rolle, wenn es um die Ballaststoffe geht – kochen, dünsten, darren, braten, tiefkühlen – alles ist möglich. Die Beerenfrüchte sollte man wegen ihrer Ballaststoff-Stärke mehr als üblich einbeziehen, aber auch aus anderen Gründen, die für sie sprechen:

2. Die Anthocyane in den dunklen Beeren

Anthocyan heißt blauer Pflanzenfarbstoff. Ein großer Teil der dunklen, blauen und roten Farbstoffe von Pflanzen, und jetzt insbesondere der Beeren, sind Anthocyane. Sie sind mit den Flavonoiden, den gelben Farbstoffen, mit denen wir uns in diesem Buch sehr intensiv beschäftigt haben (Seite 77 ff.) verwandt, haben aber ihre eigenen speziellen Wirkrichtungen. Ob ein Anthocyan rot erscheint oder blau, hängt *unter anderem* vom Säuregrad der Zellsäfte der Pflanzen ab: In sauren Zellsäften überwiegt die Farbe rot, in basischen Zellsäften die Farbe blau. Ähnlich der Substanz auf einem

Teststreifen zur Ermittlung von Säuren oder Basen (Lackmus, Lacca musci) dienen die Anthocyane als Farbindikatoren. Solange eine dunkle Weinbeere, Brombeere oder Maulbeere rot ist, schmeckt sie sauer und ist noch nicht reif. Erst wenn sie blau oder gar schwarzblau wird, ist die Säure aufgebraucht (verzuckert), die Frucht ist reif zur Ernte. Der Farbstoff Anthocyan ist jeweils derselbe. Er wechselt nur seine Farbe und zeigt uns (den Staren usw.) die Genußbereitschaft an. Beim vorzivilisatorischen Menschen mag dieses instinktive Wissen um Verzehr-Reife eine Rolle gespielt haben.

Manche reife Anthocyane werden nie blau, weil die Verzehr-Reife auch bei rot gegeben ist (Rotkohl, Kirschen, Himbeeren, Preiselbeeren, Rote Rübe sind Beispiele).

3. Die Bedeutung der Anthocyane

Die dunklen Farbstoffe in Heidelbeere, schwarzer und roter Johannisbeere, Brombeere, Himbeere, schwarzer Holunderbeere, dunkler Weintraube (oder auch Blutwurz und Roter Rübe) haben die Eigenschaft, in Bakterienleiber eindringen zu können – ähnlich wie die Anilinfarbstoffe, die man zum Färben von Bakterien für mikroskopische Untersuchungen verwendet. Wenn das Anthocyan einmal in das Bakterium eingedrungen ist, dann wird dessen Entwicklung und Vermehrung gehemmt. Krankmachende Tätigkeit und Ausbreitung des Bakteriums sind behindert. Es ist nicht tot, aber es kommt zum Wachstumsstillstand, zur „Stase". Deshalb nennt man die Wirkung der Anthocyane eine „bakteriostatische". In ähnlicher Weise wirken auch die Sulfonamide. Durch die Schwächung der unliebsamen Bakterien wird das Kampfgleichgewicht zugunsten des Körpers verlagert; ganz wird ihm die Arbeit nicht abgenommen, aber das ist gut so: Der Körper muß seine Eigenkräfte zusätzlich einsetzen und übt sie damit. Die Farbstoffe wirken nicht nur im Darm, sondern werden auch in das Blut aufgenommen und über die Nieren ausgeschieden. Es liegt hier jedenfalls die heilsame Wirkung bestimmter eßbarer Pflanzen vor. Ein Beispiel für den fließenden Übergang von Heilmittel zu Nahrungsmittel. Mit ein Grund jedenfalls, vermehrt von Beerenfrüchten Gebrauch zu machen.

Die Anthocyane sind unempfindlich gegen Erhitzen oder Tiefkühlen. Sie befinden sich auch im Saft – was man an der Farbe erkennt. Im Saft allerdings sind die *wirksamen Ballaststoffe* mit ihrer Keime bindenden Wirkung nicht mehr oder nur teilweise vorhanden (je nach Art der Saftgewinnung).

Manche Beerenfrüchte besitzen auch gute Mengen an *Gerbstoffen:* Die Heidelbeere, die schwarze Johannisbeere, der schwarze Holunder sowie bestimmte dunkle Trauben. Die Gerbstoffe üben eine zusätzliche entzündungshemmende Wirkung aus. Deshalb haben sich zum Beispiel die Heidelbeeren besonderer Wertschätzung erfreut – immer, wenn in Wörishofen der Durchfall grassierte.

Alle Beerenfrüchte enthalten verschiedene *Fruchtsäuren,* vor allem Zitronensäure, Weinsäure, Apfelsäure, Fumarsäure, Bernsteinsäure. Das Verhältnis der Säuren zueinander ist nicht konstant, sondern sehr vom Reifegrad abhängig. Die Fruchtsäuren üben eine verdauungsfördernde Wirkung aus, da sie Flüssigkeit in den Darm ziehen und so das Stuhlvolumen vermehren.

Wenn die Fruchtsäuren durch die Darmwand aufgenommen und in den Zellen verarbeitet werden, hinterlassen sie einen Basenüberschuß in Zellen und Geweben, weil der Säureanteil Kohlendioxid abgeatmet wird und der basische Rest verbleibt. Deshalb sind ausgerechnet die sauer schmeckenden Früchte besonders basenüberschüssig (der Basenrest der Fruchtsäuren vermehrt die Basen der metallischen Mineralien).

Die Erdbeere – Fragaria vesca

Dr. *Alfred Baumgarten* sagte in seinem Vortrag „Früchte als Heilmittel" (abgedruckt in der No. 7 des V. Jahrganges des Centralblatts): „Die Erdbeerkur ist von den Frühlingskuren, speziell wenn wir auf die Früchte kommen, eine der ersten ... von ganz spezieller Wirkung bei der Blutarmuth. Wenn sie erstens dient, dem Körper eigenthümlich kräftige Stoffe aus der Erde zuzuführen, hat sie zweitens den großen Vorzug, daß sie anregend auf den Stoffwechsel einwirkt; und diese Anregung ist es, die vor allem bei Blutarmen und Bleichsüchtigen von größter Wichtigkeit ist, die wir ja nicht unterschätzen sollten." Wie sehr Kneipp die Erdbeere schätzte, wurde schon auf Seite 97 beschrieben.

Tatsächlich hat sie einige Eigentümlichkeiten:

- Sie besitzt eine hochaktive keimtötende Substanz zusätzlich zum Farbstoff. Man soll es nicht ausprobieren (lieber verdächtiges Wasser abkochen), aber im Versuch ist nachgewiesen, daß ein

Drittel Erdbeersaft zu zwei Drittel verseuchtem Wasser alle Keime binnen Stunden abtötet, sogar Typhuserreger.

- Die Erdbeere besitzt eine Salicylatvorstufe. Deshalb wirkt die Erdbeerkur antirheumatisch.

Allerdings sind nicht wenige Menschen gegen die Erdbeere allergisch und reagieren mit Ausschlägen oder auch asthmatischen Erscheinungen. Das hat auch Dr. *Baumgarten* beobachtet und als bestimmte Form des Unwohlseins gedeutet. In diesen Fällen sollte man von einer Erdbeerkur natürlich Abstand nehmen.

Die Walderdbeere Fragaria vesca unterscheidet sich von der Gartenerdbeere Fragaria ananassa vor allem durch ihren höheren Gehalt. Grundsätzlich aber enthält die Gartenerdbeere dieselben Stoffe. Sie ist durch Kreuzung einer nord- mit einer südamerikanischen Erdbeerart entstanden. Bei Erdbeerkuren, wie sie von Dr. *Baumgarten* empfohlen werden, trinkt man dreimal täglich ein viertel Liter Erdbeeren mit oder ohne Zucker, auf jeden Fall aber gequetscht. Bei reinen Erdbeerkuren empfiehlt Dr. *Carl von Noorden* 1,5-2 kg täglich zu essen. Die Anzeigen: Verstopfung, Hämorrhoiden, venöse Stauungen, Gelenkrheumatismus und Gicht, Nierenleiden, Leberleiden und Kreislaufschwäche.

Der Schriftsteller *Bernard Le Bovier de Fontenelle* sagte an seinem 99. Geburtstag, das hohe Alter verdanke er nur den täglich gegessenen Erdbeeren. Knapp vor seinem 100. Geburtstag allerdings verstarb er – am 9.1.1757.

Die Himbeere – Rubus idaeus

Zur Zeit Kneipps galt bei der Zuckerharnruhr (Diabetes mellitus) die allgemeine Verordnung, man solle zuckerhaltiges Obst, mit Ausnahme der Himbeeren, Brombeeren, Johannisbeeren und der sauren Kirschen, meiden. Kneipp kommentiert diese „Verordnungen der Ärzte" als „eine zu strenge Auffassung", und „daß sich gerade bei dieser Krankheit so viele Ärzte widersprechen oder wenigstens nicht klar darüber sind, ob sie Dieses gestatten oder Jenes verbieten sollen".

Immerhin, die Beerenfrüchte sind damals hoch im Ansehen gestanden, wenn auch nicht aus richtiger Sicht. Denn Äpfel oder Birnen sind, was das Verhältnis von Fruktose zu Glukose anbetrifft, sogar noch weit günstiger gelegen als die Beerenfrüchte.

So liegen auch bei der Himbeere die Stärken auf besonderen Gebieten. In größeren Mengen mild abführend, weil ausgesprochen gut magenverträglich. Der Himbeersaft wurde früher den Kindern als Fiebermittel verabreicht. In einigen Ländern sind Himbeeren offizinell, das heißt, sie werden in den Werkstätten der Apotheken verarbeitet.

Bereitet wird der Syrupus Rubi idaei durch Einkochen des Himbeersaftes mit Zucker. Mit 2 Teilen Weinessig auf 1 Teil Himbeersirup wird sodann der gezuckerte Himbeeressig hergestellt (Acetum Rubi idaei cum Saccharo). Der Himbeeressig – verdünnt oder unverdünnt – soll ein Getränk sein, das ein noch so Appetitloser nicht verschmähen kann. Heute werden diese Rezepte noch in Frankreich und Spanien hergestellt; man findet sie aber auch in den verschiedenen Kneippschriften.

Die Brombeere – Rubus fruticosus
Kneipp verwendete sie in erster Linie ähnlich wie die Heidelbeeren: Er trocknete vollreife ausgewählte Früchte sehr sorgfältig und gab das Pulver gegen Durchfallserkrankungen. Allerdings besitzen die Brombeeren im Gegensatz zu den Heidelbeeren nur wenig Gerbstoffe. Deshalb ist, neben der bakteriostatischen Wirkung des Brombeer-Anthocyans, vor allem die Bindung von Bakterien und von Gasbläschen an das fein zerteilte Pulver der getrockneten Brombeeren wirksam – ähnlich wie bei der Aktivkohle. Das Brombeer-Pulver ist in diesem Fall das „Absorbens", das Bindemittel.

Umgekehrt wirken frische Brombeeren gegen Verstopfung. Hier kommen die gut ausgewogenen Fruchtsäuren und das Quellvermögen der kleinen Kerne zur Wirkung. Die Brombeeren sind, wie die Himbeeren und die Erdbeeren, sogenannte Sammelfrüchte, die aus verschiedenen einzelnen Steinfrüchtchen zusammengesetzt sind. Bei Brombeeren und Himbeeren erkennt man das sehr gut: Jedes einzelne Kügelchen ist eine eigene Frucht mit eigenem Kern. Durch Einkochen des Brombeersaftes könnte man einen Syrupus Rubi fruticosus herstellen und auch einen Brombeeressig – wie bei den Himbeeren.

Himbeeren und Brombeeren gibt es jeweils in der Wildform in freier Natur und in der Kulturform im Garten. Die Wildsorten werden höher geschätzt, doch ist der Unterschied nicht so groß wie zwischen Walderdbeere und Gartenerdbeere.

Die Heidelbeere – Vaccinium myrtillus
Sie ist eine der liebsten Beerenfrüchte des Pfarrer Kneipp: „Kein Haus sollte sein, das nicht eine gute Portion Heidelbeeren dörrt und für's Jahr aufbewahrt. Sie sind zu gar Vielem nützlich. Man bringt Heidelbeeren, zwei bis drei Handvoll, in ein Glas und gießt guten echten Branntwein darauf. Je längere Zeit (selbst Jahre lang) die angesetzten Beeren stehen, um so schärfer wird und wirkt die Medizin solchen Beerengeistes.

Wer an leichten Diarrhoen (Durchfällen) leidet, nehme von Zeit zu Zeit einige getrocknete Heidelbeeren, verkaue und schlucke sie. Sehr oft genügt dieses leichteste Mittelchen. Ich sah Badegäste in großen Badestädten, die, um unangenehmen Überraschungen auf dem Spaziergange vorzubeugen, von der erfahrenen und umsichtigen Hausfrau derlei ‚Diarrhoestillpillchen' mit auf dem Weg bekamen."

Die Heidelbeertinktur bezeichnet Kneipp als „einen der wärmsten Freunde des Unterleibes" – bei den Heidelbeeren kommt Kneipp so richtig ins Schwärmen.

Die Heidelbeere besitzt das Anthocyan Myrtillin mit seiner einem Sulfonamid ähnlichen Hemmkraft auf Schadbakterien und Schadpilze, eine beachtliche Menge an Gerbstoffen (bis 10 %), welche die entzündeten Darmschleimhäute entquellen, und reichlich Pektine. Das sind Ballaststoffe mit hervorragendem Bindungsvermögen. Wenn man Heidelbeeren dörrt und verreibt, wirken sie zusätzlich aufgrund der Oberflächenaktivität. Vier spezifische Angriffspunkte also gegen die „unspezifischen akuten Durchfälle". Unter dieser Indikation sind Heidelbeeren (Myrtilli fructus) offizinell.

Man braucht einwandfreie Ware! Heidelbeeren sind manchmal von Insekten befallen und manchmal auch von Schimmelpilzen. Beides erkennt man nur im Mikroskop. Auch Wurmeier können auf Heidelbeeren vorkommen. Deshalb ist der Rohverzehr etwas problematisch. Man kann aber anhaftende Keime durch kurzes Blanchieren beseitigen: Die frischen Heidelbeeren werden erst mit kaltem Wasser abgespült und dann 5 Sekunden lang mit einem Tauchsieb in siedendes Wasser, dem einige Tropfen Zitronensaft beigegeben sind, eingetaucht. Die Keime verkochen weitgehend. Das Fruchtfleisch der Heidelbeere bleibt roh, und dem Farbstoff, der sich in der Fruchtschale befindet, macht das Erhitzen nichts aus (ähnlich vorsichtig sollte man auch mit anderen Rohfrüchten vorgehen; vor allem, wenn sie erdnah wachsen und eine glatte Oberfläche besitzen).

Getrocknete Heidelbeeren sollte man jedes Jahr erneuern, da alte Ware hart und spröde wird. Richtige Ware fühlt sich noch weich an. Einwandfreie Heidelbeeren werden für Beerenkuren verwendet, vor allem gegen Wurmerkrankungen (Madenwürmer – Oxyuren). Die frischen Heidelbeeren werden gequetscht und mit etwas Milch verabreicht. Schon am ersten Tag der Kur sollen massenhaft Würmer abgehen. Es gibt auch kultivierte Heidelbeeren: Vaccinium corymbosum. Die Sorte wurde aus nordamerikanischen Wildheidelbeeren gezüchtet. Diese Gartenheidelbeeren sind den wilden durchaus vergleichbar und, was Verunreinigungen anbetrifft, weniger problematisch. Man muß sie nach Erreichen ihrer typisch blauen Farbe ca. 10 Tage am Strauch belassen, da sie einen Nachreifeprozeß durchmachen. Dann sind sie besonders reich an Farbstoff und Fruchtzucker.

Die schwarze Johannisbeere – Ribes nigrum
Schwarze Johannisbeeren gehören zu den bekanntesten Aufbaumitteln. Von der Zusammensetzung her gesehen haben sie Ähnlichkeit mit der Heidelbeere und mit der Holunderbeere: Das aktive Anthocyan mit der bakteriostatischen Wirkung, die entzündungshemmenden Gerbstoffe und die reinigenden Pektine. Dazu kommt eine höhere Konzentration an Vitamin C (wenn man von der Hagebutte und den Sanddornbeeren absieht, der höchste unter den Beeren) sowie gute Mengen an B-Vitaminen und ein bemerkenswertes Mineralstoffprofil.

Die Volksmedizin nennt die schwarzen Johannisbeeren auch „Gichtbeeren" aufgrund der die Harnsäure mobilisierenden Wirkung. Die weißen und die roten Johannisbeeren besitzen von allen Beeren den höchsten Anteil an Fruchtsäuren. Daher wirken sie verdauungsfördernd. Der Pektingehalt ist vor allem bei den weißen Johannisbeeren so hoch, daß man bei der Marmeladezubereitung auf Pektinzusätze als Geliermittel verzichten kann.

Die Holunderbeere – Sambucus nigra
Der Holunder war einer der von Pfarrer Kneipp meistgeschätzten Pflanzen, auch die Beeren: „Die Beere, welche zur Herbstzeit häufig gekocht und als Brei, als Mus gegessen wird, wurde von den Alten hochgeschätzt als Blutreinigungsmittel. Meine selige Mutter hat alle

Jahre 14 Tage bis drei Wochen eine solche Holunderkur vorgenommen. Die vorzügliche Wirkung des Holunders war der Hauptgrund, weßhalb unsere Altvordern noch bis vor 50 oder 60 Jahren mindestens ein paar Holunderbäume vor's Haus pflanzten."
Sambuci fructus, die Holunderbeere, ist heute offizinell. Als Hauptanwendungsgebiet werden Erkältungskrankheiten angegeben, weiters die schweißtreibende, die verdauungsfördernde und die entwässernde Wirkung hervorgehoben. Im Vordergrund aber steht die aufbauende Kraft. Kneipp beschreibt, wie sich die Zugvögel vor ihrem Abflug in den Süden ausgiebig mit vollreifen Holunderbeeren laben: „Die Vögel selbst, ehe sie ihre Herbstwanderung antreten, suchen noch überall den Holunderbaum auf, um ihr Blut zu reinigen und ihre Natur zur weiten Wanderung zu stärken."

Kneipp vergleicht: „Man macht anderswo kostspielige Traubenkuren durch; uns Landsleuten hat der Herrgott den Holunder gegeben, damit machen wir diese Kur wie jene mit den Trauben." Tatsächlich ist die Holunderbeere sogar breiter anwendbar als die Weinbeere – sie braucht sich jedenfalls nicht zu verstecken.

Allerdings hat sie ihre Eigenheiten:

- Man muß bei der Ernte streng darauf achten, nur vollreife Beeren einzusammeln. Da auf ein und derselben Dolde grüne und reife dunkle Beeren zugleich vorkommen, muß man auslesen. Die erfahrenen Bauern kochen ihr Holundermus nicht gleich sofort nach der Ernte ein, sondern sie lassen die abgeschnittenen Dolden nach der Ernte in der Sonne (auf Packpapier) nachreifen, etwa 2-3 Tage lang. Dann erst werden die Beeren locker abgeklaubt.

- Holunderzubereitungen sollen kernfrei sein. Deshalb wird bei der Saftbereitung ein gutes Sieb verwendet. Die Kerne enthalten Stoffe, die zu Übelkeit und Erbrechen führen können.

- Grundsätzlich sollten Holundersäfte, Holundermus usw. abgekocht werden, schon bei der Zubereitung. So wird ein giftiges Molekül, das Sambunigrin, entschärft. Ebenso eventuell anhaftende Schadpilze und Bakterien.
  Der Anthocyangehalt der Holunderbeeren ist so hoch, daß man aus ihnen den natürlichen Farbstoff „E 163" gewinnt. Damit werden verschiedene andere Lebensmittel verschönt.

Verschiedene Obstsorten

Für Kneipp sind die Obstsorten ein „Hauptfaktor" unter den Nahrungsmitteln. In erster Linie wegen der blutreinigenden Wirkung, und „weil es dafür sorgt, daß der Stuhlgang in bester Ordnung vor sich geht". Er berichtet von einem Dekan, der täglich nach dem Mittagessen einen Apfel aß – dadurch erhalte er sich die gute Verdauung; wenn ihm der Apfel fehlt, dann folge prompt die Verstopfung.

Tatsächlich sind die Obstsorten aus mehreren Gründen brauchbare Verdauungshilfen:

- Die Fruchtsäuren wirken als osmotisches Füllmittel. Sie ziehen Wasser in den Darm. Zugleich regen sie die Darmmuskulatur zu mehr Tätigkeit an. Den höchsten Gehalt an Fruchtsäuren besitzen die Zitrusfrüchte, gefolgt von Weintrauben, Äpfeln, Aprikosen, Pfirsichen, Pflaumen und Birnen – gemessen an der vollreifen Frucht. Der saure Geschmack einer Obst- oder Fruchtsorte ist kein verläßlicher Hinweis auf den Fruchtsäuregehalt: So besitzen Pflaumen relativ viele Fruchtsäuren, schmecken aber ausgesprochen süß wegen des zugleich vorhandenen guten Zuckergehalts, aber auch wegen der besonderen Art ihrer Fruchtsäuren. Diese schmecken nicht besonders sauer, und doch sind gerade Pflaumen das vielleicht bekannteste Obst zur Anregung der Verdauung.

  Ein Vergleich: Pflaumen besitzen um die Hälfte mehr Fruchtsäuren als Birnen. Ihr Säurewert mit pH 4,2 ist aber geschmacklich nicht eindrucksvoll. Birnen besitzen einen Säurewert von durchschnittlich 3,5. Deshalb schmeckt Birnensaft meist etwas säuerlicher als Pflaumensaft (je niedriger der Säurewert, desto saurer der Geschmack).

  Merke: Im Darm wirken die Fruchtsäuren als *Säuren* wasseranziehend. Nach ihrer Aufnahme in das Blut und der Verarbeitung in den Zellen wird der saure Anteil des Moleküls abgespalten und als Kohlendioxid abgeatmet. Es bleibt der *basische* Rest. Deshalb hinterlassen gerade die fruchtsäurereichen Obstsorten im Körper letztlich einen Basenüberschuß. Dadurch werden „Schlacken" in den Geweben gelöst. Den ersten Schritt einer Heilbehandlung nach Pfarrer Kneipp, nämlich das Schadhafte aufzulösen, erfüllen also auch die Obstsorten.

- Die Ballaststoffe wirken als Füllmittel. Obstsorten sind ballaststoffreich. Nicht so ausgeprägt wie die Beeren, doch ißt man von ihnen auch größere Mengen. Die Ballaststoffe spielen in unserer Ernährung eine besondere Rolle. Sie regulieren nicht nur die Verdauung eines darmgesunden Menschen, sie fangen auch Schadstoffe verschiedenster Art, binden und entschärfen sie. Deshalb haben sie eine beachtliche vorsorgende Wirkung; sie vermehren das Stuhlvolumen und binden schädliche Substanzen in den Stuhl zugleich ein. So gelangen diese nicht wirklich in die Substanz des Körpers, sondern werden – mit dem Stuhl – ausgeschieden.

- Der Wasserreichtum der Obstsorten sorgt für Flüssigkeitszufuhr. Das Verhältnis ist bei Frischobst sehr ausgewogen; deshalb sollte man während einer obstreichen Mahlzeit nicht zusätzlich größere Flüssigkeitsmengen zu sich nehmen.

Sehr günstig und viel zu wenig praktiziert ist der Genuß von Obst zum Frühstück. Bei den meisten Menschen fällt das Frühstück mitten in die „Aufheizungsperiode" des Körpers. Das ist die von 3 Uhr früh bis 15 Uhr dauernde Tageszeit mit erhöhter Zellaktivität im Körperinneren. In dieser Zeit sind alle die Verdauung anregenden natürlichen Mittel gefragt. Da die normale Darmpassage (im Idealfall) 48 Stunden beträgt, schafft man eigentlich den Stuhlgang von übermorgen. Viele Menschen in den Industrieländern haben eine viel zu langsame Darmpassage, schon unter den für sie üblichen Normbedingungen. Ihr Verdauungsablauf ist chronisch verzögert, ohne daß sie es bemerken. Der Stuhlgang erfolgt zwar täglich, fördert aber die vor einer Woche verzehrten Speisen. Schadstoffe verweilen dann länger im Darm.

Das Obstfrühstück – das Frühstück, bei dem auch (nicht nur) Obst gegessen wird – reguliert hier am besten. Dazu die im Stundentakt aufgenommene Wassermenge; nach Kneipp genügt ein Eßlöffel. Sie ersetzt den Verbrauch und fördert als Taktgeber zeitgebundene körpereigene Regulationen, wie es der Verdauungsablauf ist. Wie bei den Beeren und den Gemüsesorten täuscht der hohe Wassergehalt der Obstsorten eine vergleichsweise Armut an Nährstoffen vor. Gemessen zum Beispiel an den Getreiden, wenn man (fälschlich) das Gewicht als Vergleichsbasis nimmt. Die meisten Nährstofftabellen beziehen sich auf 100 Gramm Ware. Das ist für Berechnungen in der Küche praktisch, erzeugt aber eine Verzerrung der tatsächlichen Wertigkeit.

Die richtige Vergleichsbasis ist die Bewertung nach 100 Kalorien der Ware. Sie ergibt die Nährstoffdichte eines Produktes. Aus diesem Blickwinkel gesehen sind Obst- und Gemüsesorten eher besser besetzt als Getreide, wie einige Beispiele zeigen. In der Tabelle sind Vollkornreis bzw. polierter Reis einigen repräsentativen Vertretern von Gemüse, Obst und Beeren gegenübergestellt.

Tab. 14:

100 Kalorien enthalten	Vollkorn-Reis	polierter Reis	Grünkohl	Kohlrübe	Tomate	Gurke	Kirsche	Himbeere
g Fette	0,5	0,1	1	0,5	1	0,7	0,7	0,8
g Eiweiß	2,1	1,8	11	3	5,1	6,2	2,2	2
g Kohlenhydrate	20,5	21,7	12	20	17	17	21	21
mg Natrium	2,5	1,6	190	30	15	40	4	5
mg Kalium	42	29	1100	1180	1230	1100	450	340
mg Calcium	9	6	480	138	60	190	30	90
mg Magnesium	33	7,5	100	145	50	70	25	35
mg Mangan	0,5	0,3	1,3	0,3	0,9	1,2	0,1	0,9
mg Eisen	0,5	0,2	5,7	1,5	2,8	8,5	0,9	1,8
mg Kupfer	0,1	0,03	0,25	0,2	0,45	0,5	0,15	0,25
mg Zink	0,4	0,04	0,5	0,5	0,3	1,0	0,3	0,3
mg Phosphor	61	25	200	150	130	210	35	40
I.E. Vit A	0	0	23200	1280	4200	2300	1700	260
mg Vit B_1	0,08	0,01	0,4	0,2	0,3	0,3	0,1	0,06
mg Vit B_2	0,01	0,005	0,7	0,15	0,2	0,4	0,1	0,15
mg Vit B_3	1,3	0,4	5,2	2,4	2,7	1,5	0,6	1,6
mg Vit B_6	0,1	0,04	5	0,2	0,5	0,3	0,1	0,15
ng freie Folsäure	0,2	0,07	65	60	20	80	10	5
mg Vit C	0	0	300	100	120	60	20	45
mg Vit E	0,1	0,015	21	0,5	1,3	0,8	0,2	0,5
Gramm Ware	27	27	260	250	420	730	170	180

Der Apfel – Pirus malus

Der Apfel ist die bekannteste Frucht in den gemäßigten Breiten; seine Urform Pirus silvestris gab es schon in der frühen Steinzeit – Reste von Äpfeln oder Apfelbäumen wurden in zahlreichen mittel- und nordeuropäischen Ausgrabungen entdeckt.

Es gibt mehrere Kuren mit Äpfeln:

- Das Apfelfasten nach Dr. *Eugen Heun*. Dabei werden einige Tage lang ausschließlich Äpfel gegessen. Geschält, vom Kerngehäuse befreit, gut gekaut oder gerieben. Dr. *Heun* hat sie zur Entlastung des Darms und speziell auch bei entzündlichen Dünndarmerkrankungen angewandt.

- Die Apfelkur nach Dr. *August Heisler* und Dr. *Ernst Moro: Heisler* erinnerte sich an das Verfahren der Volksmedizin, als einem Patienten mit schwerstem Durchfall kein anderes Mittel mehr half. Er verordnete ausschließlich geriebene Äpfel (acht- bis zehnmal am Tag) und hatte schon nach zwei Tagen Erfolg. Der Kinderarzt *Ernst Moro* nahm den Gedanken auf und verwendete das Rezept bei den schwer zu behandelnden Durchfallserkrankungen der Kleinkinder. Die Methode ist als „Heisler-Moro-Apfeldiät" bekannt geworden: Mit einer Glasreibe werden (meist geschälte) Äpfel gerieben und solange verabreicht, bis der Stuhl geformt ist. Wirksam sind die Pektine, besondere Ballaststoffe, die Schadstoffe, Bakterien, übermäßige Flüssigkeit, vergorenes oder verfaultes Material an sich binden und unschädlich machen. Daß Äpfel auch Gerbstoffe besitzen, rundet die Wirkung ab.
- Der Apfel wird bei verschiedenen Obstkuren gerne miteingesetzt. Mit Bananen und Birnen, um die Basenreserven des Körpers anzuheben. Mit Karotten und Sellerie zur Entfernung von Wasseransammlungen in den Geweben. Auch das original Bircher-Müsli enthält Äpfel.

  Das Grundrezept:
  80 Gramm Haferflocken werden 12 Stunden eingeweicht,
  3 Eßlöffel Wasser und 1 Eßlöffel Zitronensaft beifügen,
  3 Eßlöffel Joghurt und etwas Honig einrühren,
  200 Gramm Äpfel hineinreiben, dabei immer verrühren,
  1 Teelöffel geriebene Mandeln oder Haselnüsse darüberstreuen.

  Die Mengen sind für 1 Person gedacht. Es gibt auch Apfel-Rahm- und Apfel-Fruktosesirup-Müslis im Rahmen der Bircher-Benner-Kuren, ebenso zahlreiche Salate mit Apfelbeilagen.

- Kneipp hat einen Apfel-Tee gegen entzündliche Erkrankungen empfohlen: Dabei werden kleine Apfelschnitten mit siedendem Wasser überbrüht und ziehen gelassen. Dann wird Zitronensaft und etwas Zucker beigefügt.

  Kneipp hat auch einen Apfelessig bereitet:
  Zerstampfte Äpfel werden in ein großes Glas gegeben, etwas Essig zugesetzt und mit Wasser aufgefüllt. Das Glas wird dann mit

festem Papier abgeschlossen. Mehrere kleine Löcher werden mit einer Stricknadel angebracht, damit Luft eindringen kann. Dann stellt man das Gefäß an die Sonne oder an einen warmen Platz. Nach zwei bis vier Tagen ist der Apfelessig fertig gegoren – was man erkennt, wenn das Aufgegossene ganz hell und klar ist.

Ein ähnlich zubereiteter Apfelessig ist durch den amerikanischen Arzt Dr. *D.C. Jarvis* bekannt geworden.

Seine Empfehlung:
2 Teelöffel Apfelessig werden mit 2 Teelöffel Honig vermischt und mit Wasser aufgegossen. Vor allem am Morgen in kleinen Schlucken trinken; es wirkt gegen Morgenmüdigkeit und Schwindel.

Die Aprikose/Marille – Pruni armeniaca
Die Aprikose wurde aus Armenien schon vor 2000 Jahren zu uns gebracht. Daher der Name. Die Erstzucht aber stammt aus China. Dort wurde sie schon vor 5000 Jahren als eines der „lebensverlängernden Mittel" gepriesen. In der französischen Volksmedizin gilt sie heute noch als Mittel gegen das Altern. Auch als besonders kräftigende Frucht nach längeren Krankheiten und als wachstumsförderndes Aufbaumittel findet man die Aprikose oft erwähnt.

Von allen Obstsorten besitzen die Aprikosen den höchsten Gehalt an Vitamin A, deshalb ist eine gute Wirkung bei Haut-, Schleimhaut- und Hornhauterkrankungen sowie bei der Nachtblindheit zu erwarten. Da das Vitamin A hitzestabil ist, wirkt es auch im Kompott.

Die Birne – Pyrus communis
Wie die Äpfel sind auch die Birnen schon von den steinzeitlichen Menschen gegessen worden. Die damalige Wildbirne Pyrus pyraster kommt heute noch in mitteleuropäischen Wäldern vor. Unsere heutigen Kulturformen werden in der Medizin vielseitig verwendet:

Für Kneipp ist der Birnensaft ein Auflösungs- und Kräftigungsmittel. Er zählt die Birnen, von der Anwendung her gesehen, in eine Gruppe mit den Holunder-, Johannis-, Heidelbeeren, Pflaumen und Äpfeln. Bei fieberhaften Infekten empfiehlt er zunächst stündlich vom Saft zu geben – bei großem Durst mit Wasser gemischt; während des Abklingens der Erkrankung das Kompott.

Eine Frischobstdiät mit Birnen wird von dem Internisten Prof. *Heupke* angegeben:
400 Gramm Äpfel,
700 Gramm Birnen,
400 Gramm Bananen,
verteilt auf 5-7 Mahlzeiten täglich.

Heupke berichtet, daß nach einer 10tägigen Kur die meßbaren Basenreserven des Körpers besonders deutlich angestiegen seien. Bei Neigung zu erhöhter Harnsäure kann man diese Mischung auch als „Einmal-in-der-Woche-Kur" nutzen.

Die Birnendiät nach Dr. *Leonhard Schlegel* wurde gegen den wechselbedingten Bluthochdruck entwickelt. An zwei Tagen der Woche werden 1500-2000 Gramm frische, reife Birnen als einzige Nahrung gegessen.

Die Wirkung erklärt sich aus der guten entwässernden und Natrium ausscheidenden Wirkung der Birnen. Auch ein besonderer, noch nicht entdeckter spezifischer Wirkstoff ist im Gespräch.

Birnen sind pflückreif, wenn ihre Stiele an der Verbindungsstelle zum Zweig schwellen. Im Unterschied zu den anderen Obstsorten dürfen sie nicht am Baum reifen, da sie sonst von innen her faulen. Man läßt sie also vor dem Kurgebrauch nachreifen. Die besten Sorten sind die Tafelbirne wie „Williams-Christ-Birne" oder „Gellerts Butterbirne", da sie keine Steinzellen enthalten. Das sind schwer verdauliche, verdickte Zellen in der Nähe des Kerngehäuses.

Birnen sind nicht gut lagerfähig, doch kann man manche Sorten tiefkühlen. Auf diese Weise erhält man sich die Möglichkeit zum Kuren über das ganze Jahr.

Die Kirsche – Prunus avium/Süßkirsche und Prunus cerasus/Sauerkirsche

Die Kirschen zählen zu den besonders gut erweichenden und ausleitenden Früchten. Der Zuckergehalt ist bei Süß- und Sauerkirschen in etwa gleich: 12-16 Gramm pro 100 Gramm Ware, davon die Hälfte Fruchtzucker. Der saure Geschmack der Sauerkirschen ist durch den höheren Gehalt an Fruchtsäuren bedingt. Der Internist *Carl von Noorden* hat eine Kirschenkur gegen die chronische Verstopfung vorgestellt; dabei werden etwa 1 Kilogramm Kirschen über den Tag verteilt gegessen. Hier wirken Sauerkirschen besser, da die Fruchtsäuren vermehrt Wasser in den Darm ziehen und so die Stuhlmenge vermehren. Diese Wirkung soll allerdings erst im Dickdarm eintreten. Deshalb sollte man während der Kirschen-Mahlzeit nicht zu viel Flüssigkeit trinken – damit schwemmt man nur den Magen und den Dünndarm auf; zwischen den Mahlzeiten ist Flüssigkeitszufuhr richtig. Frischen Kirschen können, wie allen glattschaligen Früchten, Hefepilze anhaften, welche sich auch durch Abwaschen nicht ganz entfernen lassen. Menschen mit labiler Bakterienflora im Darm können an Gärungsprozessen erkranken, da ihr „inneres Biotop" leicht kippt. Man kann die Kirschen (Pflaumen oder Zwetschgen) vor dem Genuß blanchieren – Eintauchen in siedendes Wasser, dem etwas Zitronensaft zugesetzt ist, mit Hilfe eines Tauchsiebes. Es genügen wenige Sekunden. Dann sind die anhaftenden Hefen vernichtet, das Fruchtfleisch aber unversehrt. Wenn auch das nicht genügt, weicht der Darmempfindliche besser auf das Kirschenkompott aus. Die Hauptwirkungen – Aufschließen des Darms und Erweichen harnpflichtiger Substanzen, damit sie zur Ausscheidung gebracht werden können – erreicht man auch auf diese Weise. Es gibt natürlich Menschen, deren Bakterienflora außergewöhnlich stabil ist; ihnen machen auch größere Mengen ungewaschener Kirschen (samt Kernen) nichts aus. Meist sind sie auch sonst gesund und brauchen keine Kur.

Der Pfirsich – Prunus persica

Der Pfirsich und seine glattschalige Verwandte, die Nektarine – Pruni persicae varietas nectarina fructus –, sind wie die Aprikose in erster Linie als Mittel für langes Leben bekannt. Die Urheimat ist auch China, wo sich die „sagenhaften" Kaiser wie *Fu-Hi* mit den langlebig machenden Früchten (Farnen, Moosen) beschäftigten und neue Zuchtergebnisse daher förderten.

Pfirsiche und Nektarinen werden oft als darmöffnende und erweichende Früchte bezeichnet; das Haupteinsatzgebiet sind rheumatische Erkrankungen und die Gicht. Auch als Mittel zur Beschleunigung der Rekonvaleszenz nach langer Erkrankung sind sie oft empfohlen.

Die Pflaume – Prunus domestica

Die Pflaume hat einige engere Verwandte:
Die Zwetschge – Prunus oeconomica,
die Reneklode (Reineclaude) – Prunus domestica subspecies italica,

die Mirabelle – Prunus domestica subspecies syriaca,
die Kriechenpflaume (Kriecherl) – Prunus domestica subspecies insitia
und noch einige seltenere Unterarten wie die Kirschpflaume – Prunus cerasifera.

Die Früchte haben teilweise angelehnte Namen, wie die Reine-Claude, die zur Zeit der sehr schönen, aber früh verstorbenen Königin *Claude* von Frankreich (1499-1524) erstmals gezüchtet wurde. Daraus ist die österreichische Bezeichnung Rin-Glotte geworden.

Allen ist ein guter Zuckergehalt bei zugleich wenig Fruktose gemeinsam. Daher sind Pflaumen für Zuckerkranke nicht so gut geeignet wie Kirschen, Äpfel, Birnen oder Beeren.

Ihr Haupteinsatzgebiet ist die chronische Verstopfung. Ihre Wirkung beruht in erster Linie auf dem Gehalt an Fruchtsäuren, wobei reichlich Pektine, Arabane und Zellulosen als Ballaststoffe die Wirkung verstärken. Man verwendet sie frisch oder in Form des „Back-Obstes". Dabei wird das geerntete Material solange im Backofen gedarrt, bis es nur mehr 30 % seines ursprünglichen Wassergehalts aufweist. Die Pflaumen sind dann um ein Drittel leichter. Die beste Handelsware sind „kalifornische" Sorten, die auch in Europa wachsen. Sie werden unreif geerntet und gedarrt, was einen höheren Wirkstoffgehalt ergibt. Man weicht eine Handvoll gedarrter Pflaumen abends in kaltem Wasser ein und ißt sie, leicht angewärmt, morgens auf nüchternen Magen. Gut kauen, damit die Fruchtsäuren und die Ballaststoffe schon in der Mundhöhle von den Kohlenhydraten getrennt werden.

Auch gegen rheumatische Erkrankungen und Gicht sowie bei Nieren- und Leberleiden werden Pflaumen als Kurmittel empfohlen.

Verschiedene Gemüsesorten

Gemüsesorten sind einjährige Kulturpflanzen; dadurch unterscheiden sie sich von den Obstsorten, die in der Regel mehrjährig gedeihen. Die Ernährungsphysiologie kennt einen weiteren wichtigen Unterschied:

Gemüsesorten besitzen als Hauptnährstoff vorwiegend langkettige Kohlenhydrate, bei den Obstsorten sind es vorwiegend einfache Zucker. Ein repräsentatives Beispiel:

Tab. 15:

Ware	*langkettige Kohlenhydrate*	*einfache Zucker*	*davon Glukose*	*davon Fruktose*	*davon Saccharose*
Apfel	4	10	2	6	2
Erdapfel (Kartoffel)	15	0,3	0,8	0,7	0,15

Bei fast gleich viel Kohlenhydraten insgesamt ergibt sich ein völlig verschiedenes Muster. Gemüsesorten mit höherem Gehalt an einfachem Zucker schmecken süßlich: Grüne Erbsen, Karotten oder Rote Rüben. Den wirklich süßen Geschmack der Obst- oder Beerensorten erreichen sie nicht.

Allen bei der Ernte wasserreichen Früchten ist gemeinsam, daß sie nach ihrer Verwertung in den Zellen einen *Basenüberschuß* hinterlassen. Verantwortlich dafür ist das Überwiegen metallischer Mineralien, das sind Kalium, Magnesium, Kalzium, Eisen, Kupfer usw., die „Kationen". Weiter sind es Fruchtsäuren, deren basischer Rest im Körper verbleibt, weil der saure Anteil als Kohlendioxid abgeatmet wird. Obst- und Beerensorten sind an sich reich an Fruchtsäuren, aber auch manches Gemüse, wie etwa Tomaten.

Es gibt auch *säureüberschüssige* Nahrungsmittel. Bei ihnen überwiegen die nichtmetallischen Mineralien, das sind Chlor, Phosphor, Schwefel usw., die „Anionen". Das ist bei allen Getreidesorten und bei allen direkt tierischen Nahrungsmitteln der Fall, also bei Fleisch, Fisch, Schalentieren, Weichteiltieren usw. sowie Eiern.

Milchprodukte kann man als *neutral* bezeichnen. Die Überschüsse sind zumindest geringfügig: Trinkmilchsorten sind leicht basenüberschüssig, feste Käsesorten leicht säureüberschüssig.

Neutral sind auch Salz und Zucker. Salz besteht aus Natrium und Chlor, was sich gegenseitig ausgleicht. Zucker wird vollständig zu Kohlendioxid und Wasser verarbeitet, beides ausgeschieden, es bleibt kein Rest. Dasselbe gilt für Fett und Eiweiß: Unter normalen Bedingungen werden sie voll verarbeitet, Stoffwechsel-Endprodukte unverzüglich ausgeschieden. Nur wenn der Verarbeitungsmechanismus nicht funktioniert, wird das Gleichgewicht gestört;

das kann natürlich auch bei übermäßiger Zufuhr oder bei vermehrtem Abbau der Fall sein (die Hunger-Azidose = Übersäuerung beim vermehrten Fettabbau durch Hungern oder Fasten).

Ein sehr wichtiger Umstand bei der Beurteilung ihres Wertes für die tägliche Ernährung ist der Basenüberschuß von Gemüsen, Obst, Beeren (und Pilzen).

Basenüberschüssig sind
Gemüse
Obst
Beeren
Pilze

Säureüberschüssig sind
Getreide, Brote usw.
Fleisch, Fisch
Eier

Neutral oder praktisch neutral sind
Milch und Milchprodukte
Salz, Zucker
Fette, Öle

Der tatsächliche Basen- oder Säureüberschuß ist unterschiedlich; auf 100 Gramm gerechnet besitzen die Wurzelgemüse den höheren Basenüberschuß, weil sie dichter an Substanz sind. Trotzdem ist ein Gewichtsvergleich praktisch wertvoll:

Wenn man zwei- bis dreimal soviel Gemüse, Obst und Beeren ißt als Getreide und Fleisch oder Fisch, dann ist die Tages-Gesamt-Nahrung basenüberschüssig.

Im Sinne Kneipps ist das von Bedeutung, weil (nach *Ragnar Berg*) nur dann Ablagerungen in den Geweben aufgelöst und ausgeschieden werden können.

In den letzten Jahren hat man in verschiedenen Gemüsesorten Stoffe mit heilsamer Wirkung gefunden, durchaus vergleichbar den Wirkstoffen der Heilkräuter. Einige von ihnen sollen hier beschrieben werden.

Der Anti-Ulkus-Faktor in den Kohlsorten
Er wurde im Jahre 1950 von dem amerikanischen Arzt *Garnett Cheney* entdeckt. Ein Molekül, das in größeren Mengen nur in den Gemüsekohlsorten vorkommt: Methyl-Methionin-Sulfoniumbromid. Wegen seiner Wirkung gegen Geschwüre gab ihm *Cheney* den Namen „Anti-Ulkus-Faktor". Die Wirkung der Kohlblätter gegen Geschwüre kannte man in der Volksmedizin schon seit mehreren tausend Jahren. Im vorigen Jahrhundert schrieb der französische Arzt Dr. *Blanc* das bemerkenswerte Buch „Les Propriétés Médicales de la Feuille de Chou" – die heilsamen Eigenschaften des Kohlblattes. Auch Kneipp schätzte den Kohl als außergewöhnliches Gemüse. Er empfahl ihn sowohl zur äußerlichen Anwendung als auch zum Verzehr bei verschiedenen Leiden. Als Zubereitungsform bevorzugte er das Sauerkraut. Tatsächlich ist das aus dem Weißkohl – Brassica oleracea covarietas capitata varietas capitata forma alba – hergestellte Sauerkraut besonders reich am Anti-Ulkus-Faktor.

Äußerlich verordnete Kneipp Sauerkrautsaft bei Schnitt- und Brandwunden, Krautwasserumschläge bei Geschwüren. Bei Augen- und Ohrenentzündungen gab er Sauerkrautauflagen.

Innerlich war für ihn das Sauerkraut ein Hauptmittel gegen Magen- und Darmkrankheiten, Verdauungsschwäche und Verstopfung. Auch gegen die Gicht setzte Kneipp es ein, äußerlich und innerlich.

Im „Kneipp-Boten" vom 7. März 1905 schrieb Dr. *Baumgarten* über das „Sauerkraut bei Sebastian Kneipp": „Wir wählen heute für unseren Auszug das Sauerkraut, welches zu den diätetischen Lieblingen Kneipp's gehört und von ihm oft und vielseitig mit Wärme besprochen wird. Das Sauerkraut gilt ihm als Speise wie als Heilmittel."

Dr. *Blanc* legte bei Wunden und Geschwüren ganze Kohlblätter (gut gereinigt) in mehreren Lagen auf. Bei Geschwüren schnitt er die Rippen weg und verwendete nur den geästfreien Teil des Blattes. Dann schnitt er kleine Vierecke aus dem Kohlblatt, walzte sie mit einer Glasflasche und legte sie schließlich dachziegelartig über die Wunde. *Maurice Mességué* wieder empfiehlt, die dicke fleischige Rippe auszuschneiden, mit dem Bügeleisen seidig zu bügeln und dann auf die schmerzende Stelle zu legen. Die Rezepte sind vielfältig; durch die Entdeckung *Cheneys* wird die Wirkung verständlich. Heute wird zur Behandlung von Magen- und Darmgeschwüren Weißkohlsaft verwendet: Frische Kohlblätter werden gereinigt, in einen Mixer gegeben, fein zermixt und mit Wasser auf Trinkkonsistenz verdünnt. Es gibt auch durch Kurzzeiterhitzung stabilisierte Säfte von praktischer Frischqualität im Handel.

Gegen Erhitzen, Sterilisieren und teilweise Pasteurisieren ist der Anti-Ulkus-Faktor empfindlich. Nicht aber auf Kurzzeiterhitzung und auf Tiefkühlen. Man kann also den Saft im Eiskasten aufbewahren. Die Anwendung: Zwischen den Mahlzeiten 1 Glas Kohlsaft, sehr langsam getrunken.

Der finnische Arzt Professor *Virtanen* fand in den Kohlsorten einen Schilddrüsen-Hemmstoff, das Goitrin. Deshalb kann man Kohlsaft auch bei Schilddrüsenüberfunktion verwenden. Umgekehrt freilich erleiden Menschen, die an Schilddrüsenunterfunktion leiden, auf massiven Kohlgenuß (in Hungerszeiten) leichter einen Kropf.

Die einfachste Form Kohl regelmäßig zu verwenden, ist die Rohkostzubereitung als feinzerhackter Salat oder als frisches Sauerkraut. Erfahrungsgemäß verursachen diese Darreichungsformen weniger Blähungen als gedünstete Kohlspeisen.

Das Betain und das Betanin in der Roten Rübe
Die Rote Rübe – Beta vulgaris convarietas vulgaris varietas conditiva – zählt zu den Runkelrüben, den Beten. Dazu gehören noch die Zuckerrübe und die Futterrübe. Sie alle enthalten den Stoff Betain. Das Betain ist ein hochwertiger Eiweißbaustein mit leberaktiver Wirkung. Er ist auch – in sogar größeren Mengen – in der Zuckerrübe – Beta vulgaris varietas altissima – enthalten. Man zählt das Betain zu den lipotropen Aminosäuren, das heißt, es kann eine bestehende Leberverfettung bessern.

Ein weiterer Stoff, der in der Roten Rübe vorkommt, ist das Betanin. Es zählt zu den Anthocyanen, die wir schon bei den dunklen Beeren kennengelernt haben. Ein Farbstoff, der Bakterienleiber einfärbt und so deren Wachstum hemmt.

Schließlich hat der ungarische Forscher Dr. *S. Ferenczi* eine antikarzinogene Wirkung der Roten Rübe festgestellt; der verantwortliche Stoff ist noch nicht eindeutig analysiert. Die Beobachtung war auch lange umstritten. Heute allerdings kennt man gar nicht so wenig verschiedene Pflanzeninhaltsstoffe mit Anti-Tumor-Wirkung. Es kann also durchaus sein, daß man auch in der Roten Rübe ein solches spezifisch wirksames Molekül findet. Das Essen von Roten Rüben und das kurmäßige Trinken von Rotem Rübensaft ist jedenfalls unbedenklich. Als Ergänzung zur Behandlung bei bösartigen Erkrankungen ist es sicher angebracht. Alle genannten Stoffe der Roten Rübe sind hitzeunempfindlich. Man kann also den Saft bzw. die Rübe auch kochen.

Es ist nicht uninteressant, daß die Rote Rübe erst seit etwa 400 Jahren als Zuchtform entstanden ist. Ein Beispiel, daß hochwertige Nahrungsmittel durch Kreuzung an Heilstoffgehalt gewinnen können – ebenso wie die echten Heilpflanzen.

Kneipp setzte alle Rüben in seinen Kochrezepten für Magen- und Fieberkranke ein. Ebenso den Rübensaft als auflösendes und blutreinigendes Mittel.

Das Raphanol im Rettich

Der Rettich – Raphanus sativus – enthält die Wirkstoffe Raphanol und Glucoraphanin. Kneipp hat ihm ein ausführliches Kapitel gewidmet.

Seine Anwendungsgebiete:

- „Er ist ein etwas geschärftes Magenmittel" ... „wie der Wirth die Lumpen hinauswirft, so räumt der Rettig im Magen auf" ... „Man muß vorsichtig damit umgehen."
- „Zweitens ist der Rettig ein vorzügliches urintreibendes Mittel" ... „Wer daran leidet und sonst einen guten Magen hat, möge es einmal mit dem Rettig versuchen."
- „Drittens ist der Rettig für solche, bei denen sich die Wassersucht einzustellen anfangt."
- „Viertens ist der Rettig ein gutes Reinigungsmittel für die Leber."
- Und „ferner ein gutes Mittel gegen den alten Husten". In diesem Fall wird der Rettich mit Honig zubereitet.

Eigentlich sind damit alle Vorteile des Rettichs, die wir heute kennen, aufgezählt. Es ist auffallend, daß Kneipp den Rettich unter den Heilpflanzen beschreibt – zwischen „Reisetropfen" und „Ringelblume". Daß er auch „ein sehr beliebtes Nahrungsmittel ist", erwähnt er in einem einzigen Satz.

Tatsächlich scheinen die Heilwirkungen dieser scharfen Wurzel die Nähreigenschaften zu übertreffen. Das deutsche Wort „Rettich" lehnt sich an das lateinische radix = Wurzel an. Rettich bedeutet also Wurzel schlechthin.

Das Hauptanwendungsgebiet sind die chronische Gallenwegsstörung mit Verlangsamung der Verdauung und Funktionsschwäche der Verdauungsdrüsen. Der Apotheker *Manfred Pahlow* schreibt in seinem „großen Buch der Heilpflanzen": „Es gibt im süddeutschen Raum, wo sehr vielmehr Rettich gegessen wird als im Norden, weit weniger Gallenblasenentzündungen, und man glaubt, dies dem Rettich zuschreiben zu können." Es gibt auch Rettichkuren:

1. Die Intervallkur, wenn Magen und Darm empfindlich sind.
   1/8 Liter Rettich-Frischpflanzenpreßsaft wird auf drei bis fünf Tagesdosen verteilt. Nach 5 Tagen wird eine Pause von 2-3 Tagen eingeschoben. In dieser Zeit hält die Wirkung auf die Gallengänge an. Anschließend wieder 5 Tage Kur. Dann 2-3 Tage Pause usw. Gesamtdauer einer Kur: 6-8 Wochen.

2. Die an- und absteigende Kur, wenn Magen und Darm weniger empfindlich sind.
   Man beginnt mit 1/8 Liter und steigert im Verlauf von 2 Wochen auf 3/8 Liter täglich, jeweils verteilt auf 3-5 Dosen. Anschließend geht man, allmählich absteigend, wieder auf die Ausgangssituation von 1/8 Liter zurück. Gesamtdauer der Kur ebenfalls 6-8 Wochen.

Der Rettichsaft wird stets auf nüchternen Magen genommen. Die Wirkung erfolgt im Dünndarm: Körperfreundliche Bakterien werden gefördert, und die Darmmuskulatur wird angeregt. Dadurch entsteht ein Sog auf die Gallenwege. Allerdings kann ein kleiner Gallenstein durch diesen Sog in den Gallengang rutschen und eine Gallenkolik auslösen. Man sollte also vor der Kur den Arzt befragen – nur die träge Galle, allenfalls feiner Gallensand, sind Anzeigen für den Rettich. Und natürlich die Vorbeugung, wie aus der Beobachtung des Apothekers *Pahlow* hervorgeht. Denn in Süddeutschland wird eher fettreich gegessen als in Norddeutschland, wie man aus den Ernährungsberichten weiß.

Frischer Rettichsaft wird auf den nüchternen Magen oft nicht gut vertragen. Meist hilft, wenn man ihn vorher einige Stunden in den Eiskasten stellt. Der aggressive Stoff wird so entschärft, während es den Wirkstoffen wenig ausmacht.

Das wurmtreibende Öl der Karotte

Die Karotte oder Möhre oder Gelbe Rübe (wie Kneipp sie nennt) ist nicht nur ein bekannter Vitamin-A-Lieferant, sondern auch eines der harmlosesten Wurmmittel. Der botanische Name lautet Daucus carota. Ihr ätherisches Öl enthält Substanzen, die Maden und sogar Spulwürmer erst erregt, sodaß sie beginnen, in Richtung Ausgang zu fliehen. Diese Wirkung nennt man eine „vermifuge" = wurmfluchterzeugende. Wenn durch Weitertrinken von Karottensaft die Konzentration des ätherischen Öls erhöht wird, werden die Würmer gelähmt, sodaß man sie – durch einen Einlauf – beseitigen kann.

Bei einer gezielten Wurmkur mit Karotten gibt man zwei Tage lang soviel geschabte Möhren oder Möhrensaft, wie man verträgt. In den folgenden Wochen genügt ein viertel Liter Saft zum Frühstück. Die Karotte ist aber auch sonst ein wertvolles Nahrungsmittel. Für Kneipp war sie eines der großen Darmberuhigungsmittel. In diesem Fall hat er sie gedünstet verabreicht – dann zwar ist das ätherische Öl weitgehend verflüchtigt, aber das Schleimhaut-Vitamin-A ist durch übliches Erhitzen nicht geschädigt. Außerdem enthält die Karotte große Mengen gut verträglicher Pektine, welche Schadstoffe und sogar Bakterien binden können.

Die Karotte gilt in der Volksmedizin als besonderes Aufbaumittel; nicht nur die Wurzel, sondern auch die oberirdischen Blätter. Aus ihnen braute man sich einen Trank zur Hebung der Potenz.

Matthiolus schreibt 1563 über „Die Würckung von mören": „Sie bringen Lust zur speiss und zu den ehelichen wercken."

Das Glukokinin in den Bohnenhülsen

Die Stangen- und die Buschbohnen – Phaseolus vulgaris varietas vulgaris und Phaseolus vulgaris varietas nanus – gehörten zu den Gemüsen, die Kneipp an allererste Stelle setzte, neben der Milch, die für ihn das edelste Lebensmittel schlechthin darstellte.

In seinem Kapitel über die Gemüsesorten schreibt er: „Die Hülsenfrüchte wie die Milch möge (der Landwirt) als das beste und billigste Material zum Aufbau und zur Erhaltung der Hülle seines Geistes nutzen. Ich habe in meiner Jugendzeit viele hochbetagte Leute, die über 80 Jahre alt waren, kennen gelernt. Sie waren noch geistesfrisch und auch im hohen Alter noch kräftig und nicht mit so vielen Mühseligkeiten beladen wie die Menschen heutzutage. Sie genossen die genannten Speisen...".

Nun sind die Hülsenfrüchte wirklich ein hervorragendes Ergänzungsnahrungsmittel zur Milch. Die Hülsen – Phaseoli pericarpium – sind ein heute sogar registriertes Heilpflanzenmittel. Das heißt, man kann sie in der Apotheke als Teedroge kaufen. Die Inhaltsstoffe sind sogenannte Glukokinine. Darunter versteht man verschiedene Moleküle oder auch unterstützende Spurenelemente, die das Zuckerhormon Insulin in seiner Arbeit unterstützen. Glukokinine können das Insulin grundsätzlich nicht ersetzen; seinen Wirkeffekt aber können sie verbessern. Es zahlt sich also wirklich aus, vermehrt von diesen Hülsenfrüchten Gebrauch zu machen. Als wirksame Inhaltsstoffe werden in diesem Fall Abkömmlinge des Guanidins und Chromsalze angegeben. Es gibt auch synthetische Mittel, die nach demselben Prinzip orientiert sind. Allerdings sind diese nicht frei von Nebenwirkungen – sie können zur Übersäuerung des Stoffwechsels führen und auch Magen-Darmbeschwerden mit Übelkeit und Erbrechen verursachen; deshalb werden die Tabletten auf Guanidinbasis heute nur mehr in besonders gelagerten Fällen verordnet.

Vor den Glukokininen in Nahrungsmitteln aber braucht man keine Angst zu haben. In ihrem bescheidenen, aber doch vorhandenen Rahmen wirken sie ohne zu schädigen. Will man Bohnenschalen als Tee verwenden, geht man folgendermaßen vor:

1-2 Eßlöffel werden mit einem halben Liter Wasser auf die Hälfte eingekocht, und dieser Viertelliter wird dann in zwei Portionen (morgens und abends) getrunken.

Natürlich ist auch der vermehrte Einsatz von Busch- und Stangenbohnen (Fisolen) als Nahrungsmittel empfehlenswert. Es gibt grün- und gelbhülsige Sorten. Meist ist die Farbe nur Ausdruck eines bestimmten Reifestadiums: Grünhülsig kann man sie unreif ernten und verzehren; wenn man sie ausreifen läßt, werden sie gelbhülsig. Das Glukokinin in den Bohnenschalen (mit der chemischen Bezeichnung Guanidinvaleriansäure) ist hitzebeständig, also auch in gedünsteten Fisolen voll enthalten. Allerdings ist es wasserlöslich. Bei der Tee-Zubereitung hat man deshalb keine Verluste. Wenn man sie als Nahrungsmittel zu sehr verkocht, geht ein Teil des Wirkstoffs in das Kochwasser.

Die Hülsenbohnen sind ein treffendes Beispiel für den nahtlosen Übergang zwischen Nahrungsmittel und Heilmittel. Man kann sie am Markt kaufen, ebenso aber in der Apotheke. Als Heilmittel haben sie die Standardzulassungsnummer 8499.99.99.

Das deklarierte Einsatzgebiet auf der Packungsbeilage: „Erhöhung der Harnmenge, zur Vorbeugung der Bildung von Harngrieß und Harnsteinen." Die Anzeige für ein allgemein stoffwechselreinigendes = antidyskratisches Mittel.

Das Solanin in Kartoffeln und Tomaten

Wie die Hülsenbohnen kennt man die Kartoffel und Tomate bei uns erst seit der Entdeckung Amerikas. Anfang des 16. Jahrhunderts wurden sie mit den Soldaten *Pizarros* aus der Gegend des heutigen Peru nach Europa gebracht. Ursprünglich hielt man Kartoffeln und Tomaten für giftig – das hatte man von den Indianern in Erfahrung gebracht. Es ist auch etwas Wahres daran: Größere Mengen roher, unreifer Tomaten sind giftig – reife aber nicht, auch nicht, wenn sie roh sind. Größere Mengen reifer, aber roher Kartoffeln sind giftig. Gekochte oder gebratene Kartoffeln aber nicht. Das Gift ist das Solanin, die Vergiftungszeichen sind „blühende" Gesichtsfarbe, erweiterte Pupillen (dadurch Lesebeschwerden), Trockenheit in Mund und Hals, Heiserkeit. Wenn man große Mengen bestimmter Kartoffeln kocht, hat man das Solanin auch im Kochwasser (der Solaningehalt in den Kartoffelknollen wechselt zwischen 0,002 und 0,01%). Dieses Solanin ist mit dem Atropin der Tollkirsche und mit dem Hyoscyamin des Bilsenkrautes eng verwandt. Bei der üblichen Verwertung als Nahrungsmittel kommt es nicht zur schädlichen Wirkung. Wohl aber zur erwünschten Entkrampfung der Darmmuskulatur. Nur wenigen Menschen wird beim Essen von Kartoffel- oder Tomatengerichten auffallen, daß es zur Entspannung des Bauches kommt. Und doch ist es so. Man kann aber das Solanin der Kartoffel und der Tomate auch bewußt in richtiger Dosis nutzen.

1. Kartoffelsaft:

Bevorzugte Anwendung bei Magenschleimhautentzündung mit Neigung zu Geschwüren. Hier kommen zusätzlich die in der Kartoffel vorhandenen Schleimstoffe zur Geltung. Diese legen sich wie ein Schutzfilm über die erkrankten Abschnitte der Magen- und Darmschleimhäute. Unter diesem Schutz können Ausheilprozesse leichter ablaufen. Als obere vertragliche Grenze wird der Saft einer mittelgroßen, rohen Kartoffel angegeben – wohlverteilt über den Tag zu gebrauchen.

2. Tomatensaft:
Bevorzugte Anwendung bei der durch verkrampfte Darmschlingen hervorgerufenen Verstopfung. Hier kommen zusätzlich die in der Tomate enthaltenen Fruchtsäuren zur Geltung. Diese wirken durch Ansaugen von Flüssigkeit und vermehren so die Stuhlmenge. Beim Saft aus reifen Tomaten braucht man sich wegen einer eventuellen Überdosierung keine Sorgen zu machen. Oft hört man, daß Tomaten einen hohen Gehalt an Oxalsäure hätten – das ist Legende. Tomaten haben praktisch null Oxalsäure und sind daher auch für Nierensteinanfällige (Oxalatsteine) harmlos.

Rezeptteil

Zu den Rezepten

Der Rezeptteil ist in Suppen, fleischlose Hauptgerichte, Fleischgerichte und Nachspeisen gegliedert.

Es wurde dabei auf einfache Gerichte Wert gelegt, wie sie im Haushalt üblich sind. Voraussetzung zum Gelingen der Gerichte sind einwandfreie Zutaten, möglichst unbehandelt.

Das frische, sonnengereifte Gemüse und die aromatischen frischen Kräuter sollen den Gerichten die persönliche Note geben. Die Liebe zum Kochen ist etwas sehr entscheidendes, denn bei guter Einstellung werden die Speisen besonders gut.

Bei den Suppen werden immer Gemüsebrühen als Aufguß verwendet. Bei den Hauptgerichten sind Gemüsepüreesaucen – sogenannte Basensaucen mit frischen Kräutern – anstatt Mehlsaucen zu verwenden. Sie sind leicht bekömmlich.

Das feingemahlene Vollwertmehl soll den Überkonsum von Weißmehl ausgleichen. Dadurch werden auch die so wichtigen Ballaststoffe zugeführt. Die Menge ist aber dabei entscheidend. Gesüßt wurde mit Honig, damit man sich zumindest zwischendurch auch ein kleines Dessert leisten kann.

Zuletzt sollte noch darauf geachtet werden, daß die Speisen in Ruhe bei gutem Kauen und Einspeicheln genossen werden. Am Abend würde ernährungsphysiologisch gesehen eine Tasse Suppe schon reichen, damit man sich schon auf das Frühstück am nächsten Tag freuen kann. Vergessen Sie aber bei allen Ernährungsempfehlungen nicht, daß Sie selbst merken müssen, was Sie weglassen sollten: „Nämlich alles das, was Ihnen nicht gut tut." Wenn Sie dann Ihre Speisen mit Lust und Freude genießen, dann wird Sie das auch gesund erhalten.

Suppen

Zum Aufgießen der Suppen werden immer Gemüsebrühen verwendet. Der einfachste Weg, zu solchen Brühen zu kommen ist, wenn Sie heißes Wasser mit etwas Gemüsebouillonwürfel nicht zu intensiv aber gut abschmecken.

Der geschmackvollere Weg ist aber, wenn Sie kleingeschnittenes, schmackhaftes Gemüse wie Sellerie, Karotten, Petersilienwurzeln, Lauch, Zwiebel, evtl. Kohlblätter und Knoblauch in der für Sie richtigen Mischung in einem großen Topf mit kaltem Wasser aufsetzen und etwa 20 Minuten kochen lassen. Auf 1 Liter Wasser rechnet man ca. 300 g gut gemischte Gemüsesorten, welches Sie unter Umständen auch einfrieren können. Als Gewürz brauchen Sie noch etwas Gemüsewürfel, Pfefferkörner, Lorbeerblatt und sehr wenig Vollsalz.

Zu gebundenen Suppen kommt man entweder durch Verwendung von Vollmehl oder durch Mixen von Gemüse mit Kartoffeln. Beim Legieren der Suppen wird immer dicker Sauerrahm oder etwas Süßrahm verwendet. Das Ei kann man dabei gut weglassen. Den besten Geschmack erreichen Sie, wenn Sie die Frischkräuter kurz vor dem Fertigmachen der Suppe mitmixen und abschmekken.

Rote-Rüben-Suppe mit Krennockerln
(4 Portionen)

100 g Kartoffeln, 4 kleine Rote Rüben, 3/4 l Gemüsebrühe, 1/8 l Sauerrahm, 3 EL Essig

Für die Krennockerln:
1/8 l süße Sahne, 2 Eidotter, 100 g Mehl, ca. 1 TL Kren (Meerrettich), 2 EL Bachkresse

Salz, Pfeffer, Kümmel, Lorbeerblatt, Muskatnuß

Rüben unter fließendem Wasser gut waschen (Schale nicht verletzen, damit kein Saft austritt). Mit Salzwasser, Essig, Kümmel und Lorbeerblatt aufkochen und bei kleiner Hitze weich kochen. Für die Krennockerln süße Sahne mit den Dottern versprudeln. Kren schälen, fein reiben, Bachkresse fein schneiden und beides gemeinsam mit dem Mehl unter die Sahnemasse rühren und mit Salz, Pfeffer und geriebener Muskatnuß abschmecken. Zu einem kompakten Teig verarbeiten und ein paar Minuten ruhen lassen.

Salzwasser aufkochen. Aus der Krenmasse mit einem kleinen Löffel Nockerln stechen, in das Salzwasser legen und aufkochen. Geschirr zudecken, vom Herd nehmen und die Nockerln im heißen Wasser garziehen lassen (dauert ca. 1/4 Stunde).

Die Rüben abseihen, schälen und in kleine Stücke schneiden. Rüben und kleingeschnittene Kartoffeln mit der Gemüsebrühe aufkochen und bei kleiner Hitze so lange kochen, bis die Kartoffeln weich sind.

Nockerln aus dem Wasser heben und abtropfen lassen. Die Suppe im Mixglas pürieren, Sauerrahm zugießen und mitmixen. Mit Salz, Kümmel und Pfeffer abschmecken und mit den Krennockerln als Einlage servieren.

Jungzwiebel-Sauerrahmsuppe
(4 Portionen)

150 g Kartoffeln geschält, 1/2 kg Jungzwiebeln, 1/16 l Weißwein, 1/2 l Gemüsebrühe, 2 EL Sauerrahm, 4 Scheiben Toastbrot (Vollwert)

Salz, Pfeffer, Butter

Jungzwiebeln in feine Ringe schneiden.

Für die Einlage Toastbrot entrinden, in kleine Würfel schneiden und in 1 EL Butter goldgelb braten.

2 EL Butter in einer Kasserolle erhitzen, kleingeschnittene Kartoffeln und Jungzwiebeln leicht anschwitzen, mit Weißwein ablöschen. Flüssigkeit kräftig einkochen und mit Gemüsebrühe aufgießen. Suppe ca. 10 Minuten köcheln, bis die Kartoffeln weich sind. Suppe im Mixglas mit Sauerrahm pürieren und abschmecken. In vorgewärmte Teller schöpfen und mit Brotwürfeln bestreut servieren.

Selleriesuppe
(2 Portionen)

3/4 l Gemüsebrühe, 10 g Butter, 30 g Zwiebeln oder Schalotten, 20 g Lauch, 150 g Sellerieknollen geschält, 50 g Kartoffeln geschält, eine Prise Meersalz

Legierung:
1 EL saure Sahne, 2 Stück Thymianzweige, jung und frisch (zum Mixen), Thymianblätter (zum Garnieren)

Zwiebeln oder Schalotten und Lauch kleinschneiden und in Butter anschwitzen. Sellerieknollen würfelförmig aufschneiden und mitanschwitzen lassen. Mit Gemüsebrühe aufgießen und zugedeckt etwa 20 Minuten köcheln lassen. Frische Thymianzweige zugeben und im Mixglas zu einer sämigen Suppe mixen. Mit Vollsalz und Muskatnuß würzen. Mit saurer Sahne legieren, anrichten und mit frischen Thymianblättern garnieren.

Gurkenrahmsuppe
(4 Portionen)

1 Salatgurke (ca. 500 g), 40 g Butter, 20 g Vollmehl, 1 l Gemüsebouillon, 1/16 l Sauerrahm, 1 TL Honig, etwas Zitronensaft, Salz, Pfeffer, 1 EL feingehackter Dill, 50 g geschälte und entkernte Tomatenwürfel

Die Gurke waschen, schälen, entkernen und in kleine Würfel schneiden. Die Gurkenwürfel in Butter 5 Minuten dünsten. Mit Mehl bestäuben, mit Gemüsebouillon aufgießen, verrühren und 10 Minuten kochen lassen. Danach pürieren und mit Rahm, Honig, Dill,

Zitronensaft, Salz und Pfeffer abschmecken. Zuletzt mit Tomatenwürfel garniert servieren.

Kopfsalatsuppe
(4 Portionen)

150-200 g Kopfsalat, 40 g Butter, 1 l Gemüsebouillon, 3 Knoblauchzehen, 1 Eidotter, 1/8 l süßer Rahm, Salz, Pfeffer, 1 EL Basilikum und Liebstöckel gehackt, 2 altbackene Brötchen

Den gewaschenen Kopfsalat in feine Streifen schneiden und in der Butter dünsten. Zerdrückten Knoblauch zugeben und mit Gemüsebouillon aufgießen, ca. 5 Minuten verkochen lassen und würzen. Rahm und Eidotter versprudeln und in die nicht mehr kochende Suppe einrühren. Zum Schluß die feingehackten Kräuter zugeben.

Die Brötchen entrinden, in feine Streifen schneiden, mit etwas Butter goldgelb rösten und zur Suppe servieren.

Erbsensuppe
(4 Portionen)

40 g Butter, 50 g Schalottenzwiebeln, 500 g Zuckererbsen, 1 1/4 l Gemüsebouillon, 200 g Kartoffeln geschält, 1/8 l Rahm, Salz, weißer Pfeffer aus der Mühle

Kleingeschnittene Schalottenzwiebeln in der zerlassenen Butter kurz anschwitzen lassen. Dann die Zuckererbsen und die kleingeschnittenen Kartoffelwürfelchen beigeben, mit Gemüsebouillon aufgießen und verkochen lassen. Nach dem Kochen pürieren und mit Salz, Pfeffer und Rahm abschmecken. Eventuell mit etwas steifgeschlagenem Rahm obenauf servieren.

Knoblauchsuppe

(4 Portionen)

100 g Zwiebeln, 60 g Butter, 30 g Vollmehl, 8 Knoblauchzehen, 1/2 l Gemüsebouillon, 1/2 l Milch, 1/8 l Rahm süß, Salz, weißer Pfeffer, etwas Muskatnuß, 4 Scheiben Vollwertbrot, 1 EL feingehackte Petersilie

Die feingeschnittenen Zwiebeln und den gepreßten Knoblauch in Butter glasig werden lassen. Das Mehl kurz mitrösten und mit Bouillon und Milch auffüllen. Etwa 20 Minuten kochen lassen, dann den Rahm dazugeben, mit Salz, Pfeffer, Muskatnuß würzen und pürieren bzw. mixen.

Zuletzt die Brotwürfel in Knoblauchbutter leicht rösten und mit der Petersilie zur Suppe geben.

Hauptspeisen mit und ohne Fleisch

Nachdem es nicht schwierig ist, mit Fleisch oder Fisch zu kochen, sind im Rezeptteil auch mehr einfache, fleischlose Gerichte enthalten. Dabei handelt es sich hauptsächlich um schnell zuzubereitende Eintopfgerichte und Aufläufe, die man auch gut vorbereiten kann.

Bei Verwendung von Fleisch wurde das Lamm bevorzugt und die Portionen sind bewußt kleiner gehalten. Immer sind solche Gerichte mit Gemüse und Kartoffeln in Verbindung, um auch hier ein besseres Säure-Basen-Gleichgewicht zu halten. Achten Sie darauf, daß Sie die Hauptgerichte möglichst am Mittag servieren. Wer am Abend bei einem bescheidenen Essen bleibt, wird sich wohler fühlen und auf Dauer auch keine Gewichtsprobleme bekommen. Der Vollwertreis ist ein schwer verdauliches Getreide, deshalb sollten Sie aufpassen, ob Sie ihn auch gut vertragen. Wenn nicht, sollten Sie lieber bei weißem Reis bleiben und die notwendigen Ballaststoffe durch mildere Form, wie etwa Brot oder Brei zuführen.

Broccoli-Kartoffeln mit Käsesauce
(4 Portionen)

600 g mehlig-festkochende Kartoffeln, Salz, weißer Pfeffer frisch gemahlen, 100 g Raclette- oder Gouda-Käse, 1 kg Broccoli od. 500 g tiefgekühlten Broccoli, 1 Becher Sahne (200 g), 20 g Butter, Muskatnuß frisch gerieben, 3 EL gemischte Kräuter frisch gehackt

Die Kartoffeln unter fließendem kaltem Wasser gründlich bürsten und in Salzwasser in der Schale weichkochen oder im Dampftopf garen. Inzwischen den Käse in kleine Würfel schneiden. Den Broccoli waschen, die großen Blätter und die holzigen Stielenden abschneiden. Die Haut von den Stielen mit einem kleinen spitzen Messer nach oben abziehen. Die Röschen abschneiden, denn sie haben eine kürzere Garzeit als die Stiele. Bei Verwendung von tiefgekühltem Broccoli diesen vorher in kaltem Wasser einlegen. Reichlich Salzwasser zum Kochen bringen. Zuerst die Broccolistiele in dem sprudelnd kochenden Wasser etwa 3 Minuten garen. Die Röschen dazugeben und weitere 3 Minuten kochen, dann mit einem Schaumlöffel herausnehmen, sehr gut abtropfen lassen und in einer vorgewärmten Schüssel warm halten.

Die Kartoffeln abgießen, etwas ausdampfen lassen und schälen, dann in Scheiben oder Würfel schneiden und zu dem Broccoli geben. Mit Salz, Pfeffer, Muskatnuß und Kerbel vermischen und alles in eine Auflaufform geben.

Die Sahne mit der Butter aufkochen. Den gewürfelten Käse bei mittlerer Hitze unter ständigem Rühren in der Sahne schmelzen lassen. Die Sahne darf nicht zu heiß werden, sonst verbindet sie sich nicht mit dem Käse und der Käse klumpt. Außerdem brennt die Sauce leicht an, wenn sie nicht ständig durchgerührt wird. Die Sauce mit wenig Salz, Pfeffer und Muskatnuß abschmecken. Die Kräuter in die Sauce mischen. Die Broccoli-Kartoffeln mit der Käsesauce überziehen und sofort servieren (oder im Rohr warmhalten). Es sieht besonders gut aus, wenn man noch geschälte und entkernte Tomatenwürfel in etwas Butter angeschwenkt darübergibt.

Überbackene Mangold-Palatschinken
(4 Portionen)

Für den Palatschinkenteig:
150 g Dinkelmehl, 1/4 l Milch, 3 Eier

Für den Überguß:
1/4 l Sauerrahm od. Tomatensauce

Für die Füllung:
1 kleine Zwiebel, 100 g Rinderschinken, 3/4 kg Mangold-Spinat, 3 Zehen Knoblauch, 1/4 kg Brennesseln

Salz, Pfeffer, Muskatnuß, Öl, Butter

Für den Palatschinkenteig Mehl und Milch gut versprudeln, erst dann die Eier und eine Prise Salz einrühren. Palatschinken backen und auskühlen lassen.

Mangold und Brennesseln waschen und gut abtropfen lassen. Zwiebel schälen und fein hacken. Schinken kleinwürfelig schneiden. Mangoldblätter und Brennesseln im Kocheinsatz weichdämpfen und grob hacken. Knoblauch schälen und zerdrücken. Wenig Butter erhitzen. Zwiebeln und Schinken darin anschwitzen, Mangold und Brennesseln zugeben und durchschwenken. Mit Salz, Pfeffer, geriebener Muskatnuß sowie Knoblauch abschmecken.

Palatschinken mit der Mangoldfüllung belegen und einrollen. Eine Auflaufschüssel mit Butter ausstreichen, Palatschinken einschichten, sie sollten relativ dicht aneinanderliegen.

Für den Überguß Sauerrahm verrühren und mit Salz und Pfeffer abschmecken. Diese Mischung über die Palatschinken gießen, ins vorgeheizte Rohr schieben und bei ca. 180 Grad goldgelb backen oder mit Tomatensauce servieren.

Spinatnocken mit Käse
(4-6 Portionen)

250 g Spinat, 60 g zerlassene Butter, 170 g ausgedrückter (trockener) Ricottakäse (ersatzweise ausgepreßter, trockener Quark oder milder Schafskäse), 70 g Emmentaler Käse, 3 verquirlte Eigelb, 1 Eiweiß, 5 EL = 90 g Vollweizenmehl (nach Bedarf mehr), 3/4 TL Salz, etwas Muskatnuß, 50 g geriebener Parmesankäse, Pfeffer

Den Spinat gründlich waschen, abtropfen und in einer Kasserolle mit 3 EL Butter auf mittlerer Flamme unter häufigem Rühren dünsten, bis der austretende Saft völlig verdampft ist. Dies dauert bei zugedeckter Kasserolle etwa 4-5 Minuten. Danach im Mixglas pürieren oder mit einem scharfen Messer feinhacken.

In einer großen Schüssel Spinat, Ricottakäse, Parmesankäse, verquirltes Eigelb und Eiweiß sowie Vollmehl, Salz, Pfeffer aus der Mühle und Muskat unter kräftigem Rühren zu einem glatten (klümpchenfreien!) Teig verarbeiten und 1/2 Stunde kühlstellen. Mit einem Teelöffel kleine, etwa walnußgroße Nocken von der gekühlten Spinatmasse abstechen, mit einem zweiten Teelöffel abrunden, in Mehl wälzen und auf Wachspapier legen, bis alle Nocken geformt sind. Zum Garen gibt man sie vorsichtig in siedendes Salzwasser und läßt sie dann 10-12 Minuten ziehen (nicht kochen!). Ab und zu vorsichtig mit einem Holzlöffel umrühren, damit sie nicht aneinanderkleben. Mit einem Schaumlöffel aus dem Wasser heben und auf einem Tuch abtropfen lassen. 1 EL flüssige Butter in eine flache feuerfeste Form geben, mit einem Pinsel gleichmäßig verteilen und die Nocken nebeneinander hineinlegen. Mit der restlichen Butter begießen, mit Parmesankäse bestreuen und im vorgeheizten Ofen bei 180 Grad 15 Minuten backen, bis der Käse zu bräunen beginnt.

Fenchelschmortopf

(4 Portionen)

600 g Fenchelknollen, 1 Zwiebel, 200 g tiefgefrorene Erbsen, 200 g Karotten, 200 g Champignons, 200 g Kartoffeln geschält, Saft von 1/4 Zitrone, 1-2 Tomaten, 50 g Butter, etwas Vollsalz, Pfeffer aus der Mühle, 1 EL Fenchelgrün grob gehackt

Den Fenchel putzen, dabei die Strünke und äußeren Blätter entfernen und daraus eine Brühe bereiten. Fenchelgrün beiseite legen. Dann den Fenchel der Länge nach halbieren und in je 2-3 dicke Scheiben schneiden. Die Zwiebel schälen und in 2 cm große Würfel schneiden. Die Karotten schaben und in dicke Scheiben oder, wenn sie sehr schlank sind, in 2 cm lange Stücke schneiden. Die Pilze putzen und waschen.

In einem großen Topf die Butter zerlassen und den Fenchel mit den Zwiebeln unter gelegentlichem Rühren 10-12 Minuten darin andünsten. Karotten, Pilze und die in 2 cm starke Würfel geschnittenen Kartoffeln dazugeben und ein paar Minuten mitdünsten. 3 Bouillontassen von der abgeseihten Fenchelbrühe und Salz dazugeben, den Topf zudecken und das Ganze 20 Minuten auf kleiner Flamme köcheln lassen, bis alles gar ist. Dann ca. 5 Minuten vor Beendigung der Garzeit die Erbsen und die geschälten und in kleine Würfel geschnittenen Tomaten zugeben. Mit Zitronensaft, Fenchelgrün und Pfeffer würzen.

Zum Eindicken des Fencheltopfes ca. eine halbe Bouillontasse vom Gemüse mit etwas Fenchelbrühe im Mixglas pürieren und wieder untermischen. Oder 30 g Mehlbutter stückchenweise unter vorsichtigem Rühren einköcheln.

Tip:
Anstatt Erbsen kann man auch halbgar gekochte dicke Bohnen mitdünsten lassen und Brechbohnen als Einlage geben. Vor dem Servieren mit etwas frisch geriebenem Käse bestreuen.

Gefüllte Gurken
(4 Portionen)

1/2 kg Salatgurken, 1 Schalotte (oder kleine Zwiebel), 120 g Tomaten, 80 g Tofu faschiert (oder Lammfleisch), 80 g Edamer Käse, 100 g Crème fraîche oder Sauerrahm, 25 g süße Sahne, 20 g Butter, 1 Bund Majoran und 1 Bd. Petersilie, Salz, Pfeffer aus der Mühle, 1/2 Stück Avocado, 1 Zehe Knoblauch

Den Backofen auf 220 Grad vorheizen. Die Salatgurken schälen und zuerst quer, dann längs halbieren. Die Kerne mit einem Teelöffel herauskratzen. Die Schalotten schälen und grobhacken. Die Tomaten waschen, abtrocknen und von den Stielansätzen befreien. Den Kern der Avocado entfernen und das Fruchtfleisch aus der Schale lösen. Die Tomaten und die Avocado pürieren. Die Kräuter waschen, trockenschwenken und fast musig hacken. Das Tomaten-Avocado-Püree mit den Kräutern, den Schalotten und dem Tofu mischen und mit Salz, Cayennepfeffer und Pfeffer abschmecken.

Ein Backblech mit Öl auspinseln. Die Gurken nebeneinander auf das Blech setzen. Den Edamer Käse mit dem Knoblauch im Mixer zerkleinern. Die Crème fraîche und die Sahne dazugeben und alles wiederum im Mixer zu einer glatten Paste verarbeiten und eventuell mit Salz und Pfeffer abschmecken. Die Masse vermischen, in die Salatgurken füllen und mit der in Flöckchen geteilten Butter belegen. Das Blech in den Backofen auf die zweite Schiene von unten stellen und die Gurken etwa 20 Minuten backen.

Dazu paßt Naturreis oder Hirse.

Gratinierter Fenchel
(4 Portionen)

150 g geschälte und entkernte Tomaten würfelig geschnitten, 750 g kleine Fenchelknollen, 50 g Butter, 1 TL Salz, 1/8 l trockener Weißwein, 1 TL Zitronensaft, (50 g geriebener Emmentaler Käse), 1/16 l süße Sahne

Von den Fenchelknollen die Stiele und die Wurzelenden abschneiden. Das zarte Fenchelgrün waschen, trockentupfen, kleinschneiden und zugedeckt aufbewahren. Die geputzten Knollen waschen und halbieren. Die Butter zerlassen und unter ständigem Rühren die Fenchelknollen anschwitzen. Mit dem Salz bestreuen. Das Gemüse bei mittlerer Hitze leicht bräunen lassen, den Wein hinzufügen und den Fenchel bei schwacher Hitze zugedeckt in 20-25 Minuten weich dünsten. Den Backofen auf 220 Grad vorheizen. Die Fenchelknollen herausheben. Die Dünstflüssigkeit mit Sahne und dem Zitronensaft mischen. Kurz einkochen lassen. Die Fenchelknollen in eine feuerfeste Form legen, die Tomatenwürfel und die Dünstflüssigkeit darübergeben und anrichten. Eventuell mit dem Käse bestreuen und im Backofen 10 Minuten überbacken. Den Fenchel vor dem Servieren mit dem Fenchelgrün bestreuen.

Paprikarisotto
(4 Portionen)

300 g Reis im Silberhäutchen (Vollwertreis), 1 Zwiebel, je 2 rote und grüne Paprikaschoten, 2 EL Olivenöl, 1/4 l trockener Weißwein, 3/4 l Gemüsebrühe, 1 TL Salz, 2 Messerspitzen weißer Pfeffer, 1 Prise geriebene Muskatnuß, 100 g frisch geriebener Emmentaler Käse

Die Zwiebel schälen und kleinwürfeln. Die Paprikaschoten halbieren, von Rippen und Kernen befreien, die Schotenhälften waschen, abtrocknen und in Würfel schneiden. Das Öl in einem großen Topf erhitzen, die Zwiebelwürfel und den Reis unter ständigem Umwenden darin glasig braten, die Paprikawürfel zugeben, kurz mitbraten und mit dem Wein, der Gemüsebrühe, dem Salz, dem Pfeffer und dem Muskat verrühren. Den Reis zugedeckt bei schwacher Hitze 20-30 Minuten garen und vor dem Servieren mit dem geriebenen Käse mischen. Mit einem Schöpfer Bausensauce oder Sauerrahm binden (Basensauce Seite 180).

Tip:
In Butter geschwenkte Champignons passen gut zum Risotto.

Gemüsereis mit Schmorgurken
(4 Portionen)

2 kleine Tassen Vollwertreis (Reis im Silberhäutchen), 1 gehackte Schalotte, 20 g Butter, 1/4 Tasse Marsala-Wein, 3 1/2 Tassen Gemüsebrühe, 1 Knoblauchzehe, Salz, 1/2 Päckchen Safran (2-3 Fäden), Pfeffer aus der Mühle, 2 EL Gemüsebrühe

Die Butter in einem Kochtopf zerlassen und die gehackte Schalotte darin glasig dünsten. Den Reis einstreuen und gut verrühren. Mit Marsala-Wein und Gemüsebrühe aufgießen, mit Pfeffer und Safran würzen, gut umrühren, den Deckel daraufgeben und etwa 40 Minuten bei schwacher Hitze (Kochplatte Stufe 1) dünsten.

Knoblauch fein zerdrücken und mit 2 EL Gemüsebrühe fein vermischen. Nach etwa 20 Minuten Kochzeit wird der Reis mit der durchgeseihten Knoblauchbrühe und mit Salz gewürzt. Der Reis ist fertig, wenn er zartkernig (nicht breiig) ist. Dann mit einer Fleischgabel gut auflockern, in mit kaltem Wasser ausgespülte Ringformen füllen, leicht pressen und auf Teller stürzen.

In die Mitte des Reisrings kommt das Schmorgurkenragout.

Schmorgurken

1200 g Gurken geschält und entkernt, 800 g Freilandtomaten, 40 g Butter, Pfeffer aus der Mühle, Salz, 2 Schalotten feingehackt, 2 EL frischgehacktes Dillkraut, 1/8 l Weißwein, 1/4 l Sahne

Gurken in fingerdicke Stangen schneiden (etwa 2-3 cm). Bei den Tomaten den Strunk herausschneiden, Tomaten waschen und achteln.

Butter in eine große Pfanne geben und feingehackte Schalotten glasig schwitzen. Gurken und Tomaten zugeben und etwa 10 Minuten einkochen lassen. Dann mit Salz und Pfeffer aus der Mühle würzen. Mit Weißwein aufgießen und wieder etwa 5 Minuten einkochen lassen. Die Sahne zugießen und einkochen lassen, bis alles sämig dicklich wird. Die Gurken sollen noch etwas „Biß" haben. Frisches Dillkraut unterheben und nochmals nachwürzen.

Champignonreis mit Tomaten
(4 Portionen)

300 g Langkornreis (Vollwert), 500 g Champignons, 150 g Tomaten, 50 g Butter, 1 TL Zitronensaft, 1/2 TL abgeriebene Schale von 1 unbehandelten Zitrone, 1 TL Salz, 1 Msp. weißer Pfeffer, 4 EL frisch geriebener Emmentaler Käse, 2 EL gehackte Petersilie, etwas Basensauce (Seite 180)

Den Reis in einem Sieb gründlich kalt waschen, bis das abtropfende Wasser klar ist, dann abtropfen lassen und in einem Tuch trockenreiben. Die Champignons putzen, die Stielenden etwas kürzen, die Köpfe waschen, abtrocknen und dünn schneiden. Tomaten enthäuten, entkernen und klein würfeln. Die Butter in einem großen Topf zerlassen und die Champignons darin andünsten. Den Zitronensaft, die Zitronenschale und Salz, den Pfeffer und den Reis zufügen und ebenfalls dünsten. Ca. 1/2 l Wasser zugießen, alles zum Kochen bringen und den Reis in 45 Minuten ausquellen lassen. Den Reis mit dem Käse und etwas Basensauce (Seite 180) mischen, Tomatenwürfel untermischen und mit Petersilie bestreuen.

Dazu paßt ein gemischter frischer Salat.

Tip:
Das gleiche Rezept kann auch mit Steinpilzen oder Pfifferlingen (evtl. mit etwas Zwiebel) gekocht werden.

Mais-Soufflé mit Brennesselsauce und Bärlauch
(4 Portionen)

1/4 l Milch, 2 EL Butter, 90 g Polenta (Maisgrieß), 4 Eier, 1 TL geriebener Parmesan, 100 g gekochte Maiskörner gefroren (evtl. Dose), 1/2 Bund Bärlauch

Brennesselsauce:
20 g Butter, 350 g Gemüsebrühe, 100 g Kartoffeln geschält, 30 g Brennesseln, 10 g Bärlauch, 2 EL Sauerrahm

Salz, Pfeffer, Muskatnuß, Butter zum Ausstreichen der Förmchen, Grieß

Will man frische Maiskörner verwenden, muß man die Kolben zuerst von Stengeln und Blätter befreien und in leicht gesalzenem

Wasser mit Butter weichkochen. Bei jungem Mais mit milchig-saftigen Körnern beträgt die Kochzeit 10-20 Minuten, bei älterem mit mehlig-harten Körnern 1/2 Stunde oder länger. Die weichen Körner schneidet man der Länge nach von den Kolben. Soufflé-Förmchen mit Butter ausstreichen, mit Grieß ausstreuen. Bärlauch waschen und fein schneiden. Maiskörner in ein Sieb schütten und gut abtropfen lassen. Eier in Dotter und Eiweiß trennen.

Milch, Butter und Salz aufkochen, Maisgrieß einrühren und bei kleiner Flamme unter ständigem Rühren kochen, bis die Masse dickbreiig ist. Maiskörner, Bärlauch und Käse zugeben, Masse mit Pfeffer und gemahlener Muskatnuß abschmecken und ein wenig abkühlen lassen. Dotter in die Grießmasse rühren. Eiklar zu Eischnee schlagen und unterheben.

Förmchen mit der Masse ca. halbhoch füllen, in eine Wanne oder großes Bratgeschirr stellen, so viel kochendes Wasser zugießen, daß die Förmchen bis zur Hälfte im Wasserbad stehen. Geschirr ins vorgeheizte Rohr stellen und die Soufflés bei 180 Grad 20-25 Minuten garen.

Mais-Soufflé aus der Form stürzen und mit Brennesselsauce servieren.

Hierzu kleingeschnittene Kartoffeln in Butter anschwitzen, salzen und mit Gemüsebrühe aufgießen. Weichkochen und im Mixglas mit jungen Brennesselblättern, Sauerrahm und Bärlauch pürieren. Dazu paßt noch junges Frühlingsgemüse.

Kohlrouladen mit Dinkel und Champignons

(4 Portionen)

1 EL Öl, 100 g Dinkel oder Hirse, 1/4 l Gemüsebrühe, Salz, schwarzer Pfeffer frisch gemahlen, 1 Weißkohl von etwa 500 g, 300 g Tomaten, 1/2 Zwiebel, je 1 Bd. Schnittlauch und Petersilie, 80 g Tofu oder Schafskäse, 120 g Champignons, 1/2 EL Sojasauce, 15 g Butter, 1 EL getrockneter Oregano, 1 Eidotter, 1/2 Becher Crème fraîche

Das Dinkelgetreide in einer Pfanne unter Rühren anrösten. Etwa ein Drittel der Gemüsebrühe dazugießen, den Dinkel einmal aufkochen und zugedeckt bei schwacher Hitze 15 Minuten köcheln, dann weitere 15 Minuten auf der abgeschalteten Kochplatte zugedeckt quellen lassen bis er schön weich ist.

Inzwischen den Weißkohl putzen, die welken äußeren Blätter entfernen und 12 schöne Kohlblätter ablösen. Die Kohlblätter in kochendem Salzwasser weichkochen, dann den Mittelstrunk herausschneiden, damit sie rollgeeignet sind.

Im selben Wasser die eingeritzten Tomaten blanchieren, schälen und klein würfeln. Den restlichen Kohl weichkochen, herausheben und in feine Streifen schneiden. Champignons blättrig schneiden und mit Oregano in Butter anschwitzen. Feingeschnittene Zwiebel mit dem zerdrückten Tofu in Butter anschwitzen. Nun die Dinkelkörner mit Tomaten, Tofu, geschnittenem Kohl, Champignons, geschnittenem Schnittlauch und gehackter Petersilie, Sojasauce, Eidotter und Crème fraîche (oder Sauerrahm) mischen. Füllung gut abschmecken und in Kohlblättern einrollen. Eine Tomatensauce ansetzen und die Kohlrouladen in einer Kasserolle mit Sauce bedeckt im Ofen weichdünsten. Anrichten und mit Sauerrahm garnieren.

Tip:
Anstatt Kohlblätter kann man auch Mangold-Spinatblätter verwenden. Wer Tofu nicht mag, nimmt faschiertes vom Lamm zum Füllen der Blätter.

Bunter Kohl-Gemüsetopf
(4 Portionen)

250 g Krautkopf, 250 g Blumenkohl, 150 g Karotten, 80 g Frühlingszwiebeln oder Lauch, 200 g Kohlrabi, 200 g Kohl, 100 g Sellerieknolle, 100 g Petersilienwurzeln, 100 g Fenchelknollen, 200 g Kartoffeln, 2 l Wasser, 50 g Butter, 1 Bund Liebstöckel, Vollsalz, frisch geriebene Muskatnuß, 1 Lorbeerblatt, 3 Zehen fein zerdrückter Knoblauch, 1 Messerspitze gem. Kümmel, 1 TL frische oder in Öl eingelegte Majoranblätter, 1 EL frische Gartenkresse, Hefewürze

Kohlrabi, Sellerie und Kartoffeln waschen, dünn schälen und in kleinere Würfel oder Scheiben schneiden. Man soll darauf achten, daß die Größe der geschnittenen Gemüse ziemlich gleich bleibt, also ca. 1 cm lang und 1/2 cm stark. Die Petersilienwurzeln und Kartoffeln waschen, abschaben und in 1/2 cm starke Scheiben schneiden. Bei größeren Wurzeln diese vorher halbieren. Den Blumenkohl sauber waschen, am Strunk einschneiden und den Kopf in kleine Röschen auseinanderbrechen. Bei der Fenchelknolle den Strunk und die äußeren Blätter entfernen, der Länge nach halbieren und in 1/2 cm starke Streifen schneiden. Den Kohlkopf und den

Krautkopf waschen, vierteln und in größere Würfel schneiden. Frühlingszwiebeln oder Lauch der Länge nach halbieren und in 1/2 cm starke Streifen schneiden. Liebstöckel ebenfalls kleinschneiden.

Nun eine größere Stielkasserolle oder einen Kochtopf aufs Feuer stellen und die Butter schmelzen lassen. Dann zuerst die Frühlingszwiebeln mit Liebstöckel darin kurz anschwitzen, danach sämtliches Gemüse und die Kartoffeln zugeben und mit Wasser auffüllen. Mit Salz, Kümmel, Knoblauch, Majoran und Lorbeerblatt würzen und nach dem Aufkochen bei kleiner Flamme zugedeckt ca. 40 Minuten köcheln lassen, bis alles gar ist. Dann mit Salz, Vitam-Hefewürze und frischgeriebener Muskatnuß nachwürzen und eventuell mit Butterflöckchen belegen. Im Suppentopf servieren und mit Gartenkresse bestreuen.

Tip:
Ein Gemüsetopf ist im Frühjahr besonders delikat, wenn es die jungen Gemüsearten gibt. Dann kann dieser Topf beliebig mit Erbsen, Bohnen oder frischen Kräutern erweitert werden. Eventuell kann man auch etwas süßen Rahm dazugeben.

Auberginen-Tomaten-Gratin

(4 Portionen)

500 g Auberginen, 1/2 kg Tomaten, 1/2 Zwiebel, 1 Bund Basilikum, 50 g Parmesan, Mozzarella oder Bergkäse, Salz, Pfeffer, Olivenöl, 1 Zehe Knoblauch, Salz, Öl/Zitronensaft, 1 TL Ahornsirup

Auberginen in ca. 1/2 cm starke Scheiben schneiden, in ein Geschirr geben und mit Zitronensaft einpinseln, salzen.

Zwiebel grob schneiden, in Olivenöl anschwitzen. Tomaten waschen, grob zerschneiden und zur Zwiebel geben. Mit Salz, Pfeffer, zerdrücktem Knoblauch, Ahornsirup und kleingeschnittenem Basilikum würzen.

Auberginenscheiben in einer Gußpfanne beidseitig kurz anbraten, in eine ofenfeste Form schichten, mit Tomatensauce übergießen, mit geriebenem Käse bestreuen und ca. 10 Minuten lang überbacken. Mit einer Kräuter-Basensauce und Salat zu Tisch bringen.

Kartoffel-Tomaten-Auberginen-Gratin
(4 Portionen)

500 g mehligkochende Kartoffeln, 400 g vollreife Tomaten, Salz, schwarzer Pfeffer frisch gemahlen, 300 g Auberginen, etwa 1/4 l Sahne, 100 g Käse frisch gerieben (Bel Paese, Emmentaler od. Mozzarella), 1 Bd. Kerbel, etwa 30 g Butter, Saft von 1 Zitrone

Den Backofen auf 220 Grad vorheizen. Die Kartoffeln schälen, gründlich waschen, abtrocknen und auf dem Gurkenhobel in millimeterdünne Scheiben hobeln. Die Kartoffelscheiben noch einmal mit Küchenpapier möglichst gut trockentupfen, denn je weniger Feuchtigkeit sie enthalten, desto knuspriger wird der Gratin. Die Tomaten ebenfalls waschen, die Stielansätze keilförmig herausschneiden und schälen bzw. enthäuten. In etwa 1/2 cm dicke Scheiben schneiden. Größere Auberginen zuerst halbieren, dann in Scheiben schneiden. Mit Salz, Pfeffer und Zitronensaft würzen. Die Kartoffel-, Auberginen- und Tomatenscheiben dachziegelartig in eine Gratinform schichten. Jede Schicht mit Salz und schwarzem Pfeffer bestreuen. Die Sahne am Rand der Form rundherum zugießen. Den Gratin mit Kerbelkraut und dem Käse bestreuen und mit der in Flöckchen geteilten Butter belegen. Den Gratin in den heißen Backofen auf die zweite Schiene von unten stellen und 20-25 Minuten backen, bis der Käse schön gebräunt, die Kartoffeln weich und die Flüssigkeit aufgesogen ist. Gegebenenfalls gießt man am Rand der Form noch etwas Sahne oder Milch nach. Die Flüssigkeitsmenge läßt sich nicht exakt angeben, denn sie hängt von der Kartoffelsorte wie auch der Feuchtigkeit ab, die die Tomaten enthalten. Den Gratin sofort servieren, denn bei längerem Stehen wird die Käsekruste zäh.

Kohlrabiauflauf mit Bärlauchsauce
(4 Portionen)

1/2 kg Kohlrabi, 20 g Butter, 1/8 l Milch, 1/8 l Gemüsebrühe, 2 Eier, 1/8 l Sauerrahm, 1 Karotte, 1 Stange Lauch, 1 gelbe Rübe, 1/2 Bund Bärlauch

Bärlauchsauce:
20 g Butter, 350 g Gemüsebrühe, 100 g Kartoffeln geschält, 30 g Bärlauch, 2 EL Sauerrahm

Salz, Pfeffer, Butter

Karotte und gelbe Rübe schälen. Lauch der Länge nach aufschneiden und gut waschen. Dieses Wurzelgemüse in sehr kleine Würfel schneiden und weichdämpfen.

Kohlrabi schälen und in Würfel von 1 cm schneiden. Bärlauch in sehr feine Streifen schneiden. Butter zerlassen. Kohlrabi und Bärlauch zugeben und ein wenig anschwitzen. Mit Milch und Gemüsebrühe aufgießen und die Kohlrabi weich dünsten. Kohlrabi feinst pürieren (am besten mit einem Stabmixer), Eier, Sauerrahm und die Gemüsewürfel unter die Masse heben. Mit Salz und Pfeffer abschmecken.

Förmchen (Timbales oder Metallförmchen) mit geschmolzener Butter ausstreichen und mit der Kohlrabimasse füllen. Förmchen in eine Wanne stellen und soviel kochendes Wasser zugießen, daß sie zur Hälfte im Wasserbad stehen. Im Rohr bei 120 Grad ca. 1/2 Stunde garen. Sollte die Kohlrabimasse an der Oberfläche zu schnell Farbe annehmen, mit Folie abdecken. Kohlrabiauflauf aus der Form stürzen und mit Bärlauchsauce servieren.

Dazu kleingeschnittene Kartoffeln in Butter anschwitzen, salzen und mit Gemüsebrühe aufgießen und weichkochen. Im Mixglas mit Bärlauch und Sauerrahm pürieren und mit Salz und Muskatnuß würzen.

Kräuter – Basensauce

Grundsauce:
20 g Butter, 1/4 + 1/8 l Gemüsebrühe, 100 g Kartoffeln geschält, 20 g Zwiebel oder Lauch, 1 TL Frischkräuter in Öl eingelegt oder frisch geschnitten, Meersalz und Muskatnuß, 1 EL Sauerrahm

Die Kartoffeln in kleine Würfel schneiden. Den feingeschnittenen Lauch- oder Zwiebel in einer Kasserolle mit Butter anschwitzen, salzen, mit Gemüsebrühe auffüllen und weichkochen lassen. Im Mixglas mit Sauerrahm und frischen Kräutern pürieren und noch einmal abschmecken.

Diese Basensauce kann zu Fleisch und Fischgerichten genauso serviert werden wie zu Gemüse und Kartoffelspeisen. Der abgelaufene Saft von Fleisch oder Fisch kann zur Geschmacksgebung auch dazugemischt werden. Die Basensauce kann zum Aufgießen oder Verlängern verschiedenster Fleisch- oder Fischsaucen genauso verwendet werden.

Tomatenauflauf

(4 Portionen)

1 kleine Zwiebel, 10 g Butter, Salz, weißer Pfeffer, 80 g Edamer oder Schafskäse mild, 1 Bund Petersilie, 8 kleine Tomaten (300 g), 2 Pellkartoffeln gedämpft (120 g), 1 Ei, 1/8 l Milch, 1/2 Bund Schnittlauch, Muskatnuß

Zwiebel schälen und fein hacken. Butter in einer Pfanne erhitzen und die Zwiebel darin 3 Minuten braten. Mit Salz und Pfeffer würzen und vom Herd nehmen. Käse fein würfeln. Gewaschene Petersilie hacken. Mit der Zwiebel mischen. Tomaten waschen, Stengelansätze herausschneiden. Tomaten mit einem Teelöffel vorsichtig aushöhlen und mit der Käsemasse füllen. In eine eingefettete, feuerfeste Form setzen. Gedämpfte Kartoffeln schälen und in dünne Scheiben schneiden, um die Tomaten legen. Eier und Milch verquirlen. Schnittlauch feingeschnitten dazugeben. Mit Salz, Pfeffer und Muskatnuß würzen. Eiermilch in die Tomaten gießen, den Rest über die Kartoffeln verteilen. Im vorgeheizten Ofen oder E-Herd bei 200 Grad auf mittlerer Schiene 20 Minuten überbacken. Dazu paßt bestens ein grüner Salat.

Kohlauflauf

1 Kohlkopf, 3 EL Butter, 400 g Tofu faschiert oder Lammfaschiertes, 2 Brötchen, 2 Eier, 1 Becher Sauerrahm, 2 Zwiebeln, Salz, Pfeffer, Lorbeerpulver

Den in Streifen geschnittenen Kohlkopf in 3 EL Butter leicht dämpfen und beiseite stellen. Das Tofu-Faschierte mit den 2 eingeweichten und ausgedrückten Brötchen, den Eiern, dem Becher Sauerrahm und den feingehackten angerösteten Zwiebeln mischen. Mit Salz, Pfeffer und Lorbeerpulver würzen und unter den Kohl mischen.

Alles in einer ausgebutterten Auflaufform, mit ein paar Butterflöckchen belegt, knapp 35 Minuten bei 200 Grad im Rohr backen. Mit einer Kräuter-Basensauce (siehe Seite 180) anrichten.

Reindl-Rostbraten
(4 Portionen)

4 Rostbratenschnitzel (insgesamt ca. 500 g), 300 g Tomaten, 400 g Kartoffeln, 2 Zwiebeln, 1 Zehe Knoblauch, 1/2 l Gemüsebrühe, 1/8 l Weißwein, 2 EL Öl, 1 EL Senf, 1 TL Paprikapulver (edelsüß), 1/2 TL Kümmel, etwas Vollwertmehl, Salz, Pfeffer, etwas Kresse zum Garnieren

Zwiebeln schälen und fein schneiden. Strünke aus den Tomaten schneiden und ca. 10 Sekunden lang in kochendes Wasser legen, mit kaltem Wasser abschrecken. Haut abziehen. Die Tomaten vierteln, Kerne entfernen, Fruchtfleisch würfelig schneiden. Knoblauch schälen. Kümmel und Knoblauch mit einer Prise Salz bestreuen und fein hacken.

Rostbratenschnitzel rundherum leicht einschneiden, plattieren, salzen, pfeffern, mit Senf bestreichen und in Mehl wenden. Überflüssiges Mehl abklopfen. Öl erhitzen. Rostbraten beidseitig anbraten, dann in ein „Reindl" legen.

Dem Bratenrückstand einige Tropfen Öl zufügen, Zwiebeln goldgelb rösten. Die Kümmel-Knoblauch-Salz-Mischung und Paprika einrühren. Mit Weißwein ablöschen, Gemüsebrühe zugießen. Kurz kochen lassen.

Sauce über die Rostbraten gießen. Reindl zudecken und Rostbraten auf kleiner Flamme ca. 20 Minuten lang andünsten. Inzwischen Kartoffeln waschen, schälen und halbieren. Zum Fleisch ins Reindl legen. Auf einer Seite die Kartoffeln, auf der anderen die Rostbraten noch ca. 20 Minuten lang dünsten. Tomatenwürfel über die Rostbraten verteilen, evtl. mit Kresse und etwas Basensauce (Seite 180) garnieren. Falls das Kochgeschirr attraktiv genug ist, Rostbraten samt Beilage im Reindl servieren.

Lamm-Frikassee Spanisch
(4 Portionen)

500 g Lammfleisch ohne Knochen (aus der Keule), 1/2 l Gemüsebrühe aus Würfeln, 4 Zwiebeln (150 g), je 1 grüne und rote Paprikaschote (300 g), 12 schwarze Oliven (50 g), 1 Knoblauchzehe, Salz, 30 g Butter, schwarzer Pfeffer, 2 EL Vollwertmehl (30 g), 6 EL Weißwein (60 g), Paprika edelsüß

Fleisch waschen, trocknen und in etwa 3 cm große Würfel schneiden. Gemüsebrühe in einem Topf aufkochen. Fleischwürfel reingeben und bei schwacher Hitze in 45 Minuten garen. Zwiebeln schälen, fein hacken. Paprikaschoten halbieren, putzen, waschen, abtrocknen und in schmale Streifen schneiden. Oliven abtropfen lassen, halbieren und entkernen. Knoblauchzehe schälen und mit Salz zerdrücken.

Butter in einem Topf erhitzen. Zwiebeln darin glasig werden lassen. Paprikastreifen, Oliven und zerdrückten Knoblauch zugeben. 10 Minuten schmoren lassen. Mit Salz und Pfeffer kräftig würzen. Zum Fleisch geben und gut mischen.

Mehl mit Weißwein in einem Becher glattrühren. Unter Rühren zum Lamm-Frikassee geben. Aufkochen und dann 8 Minuten kochen lassen. Mit Paprika pikant abschmecken. In einer vorgewärmten Schüssel servieren. Eventuell mit einer Thymian-Basensauce (Seite 180) strecken. Dazu passen Ofenkartoffeln.

Lammfleisch mit Gemüse

(4 Portionen)

400 g Lammfleisch aus der Keule, 100 g Langkornreis (Vollwert), 150 g Zwiebeln, 250 g Zucchini, Salz, schwarzer Pfeffer, 1/2 TL gemahlener Kümmel, 1 TL Majoran, 1 l heiße Gemüsebrühe, 50 g Butter, 250 g Tomaten, 1 Bund Petersilie, 1 Bund Basilikumblätter, 1 Prise Cayennepfeffer, 2 Knoblauchzehen zerdrückt

Kochen Sie dieses Gericht in einem großen Topf oder in einer feu erfesten Tonform (Römertopf).

Fleisch unter kaltem Wasser abspülen und trockentupfen. In 2 cm große Würfel schneiden. Reis in einem Sieb gründlich waschen und abtropfen lassen. Zwiebeln schälen, in Ringe schneiden. Zucchini waschen. Stengel- und Blütenansätze entfernen und in dickere Scheiben schneiden.

Die Hälfte dieser Zutaten der Reihe nach in einen Topf schichten. Jede Lage mit Salz, Pfeffer, Kümmel, Knoblauch und Majoran bestreuen. 1/2 l Gemüsebrühe darübergießen. Restliche Zutaten in der gleichen Reihenfolge daraufschichten und würzen. Restliche Gemüsebrühe darübergießen. Butter in Flöckchen daraufsetzen. Topf schließen und auf die unterste Schiene in den vorgeheizten Ofen schieben.

(Garzeit: 45 Minuten im Elektroherd bei 180 Grad.)

Tomaten häuten und achteln (Stengelansätze rausschneiden). Nach 40 Minuten in den Topf geben. Petersilie abspülen, trockentupfen und hacken. Mit Basilikum mischen. Topf aus dem Ofen nehmen. Mit dem Petersilie-Basilikum-Gemisch und mit Cayennepfeffer bestreuen. Lammfleisch mit Gemüse sofort im Topf servieren.

Hühnerfleisch mit Erbsenschoten und Pfifferlingen

(4 Portionen)

300 g Erbsenschoten, 200 g Spargel, 400 g Hühnerbrustfilet, 50 g Butter, 2 EL Öl, 150 g Pfifferlinge oder Champignons, Salz, Pfeffer, etwas Muskatnuß, 1/4 l süße Sahne, 1 EL frische Majoranblätter, etwas Gemüsebrühe

Die Erbsenschoten (gefrostet) in eine Schüssel geben. Spargel schälen und in 2 cm dicke Stücke schneiden. Pfifferlinge putzen, waschen und eventuell halbieren. Hühnerfleisch in schmale Stückchen schneiden. Das Hühnerfleisch salzen und in heißem Öl rasch rundum bräunen. Herausnehmen, etwas Butter zugeben, die Erbsenschoten, Pfifferlinge und die in kurze Stückchen geschnittenen Spargel zugeben, salzen und pfeffern, mit wenig Gemüsebrühe angießen und zugedeckt auf schwacher Hitze etwas dämpfen. Das Fleisch wieder dazugeben. Mit Sahne übergießen, mit Muskatnuß und Majoranblättern würzen und nicht zu dick kochen lassen.

In Suppentellern anrichten, mit Majoranblättern garnieren und sofort servieren. Dazu passen kleine Dampfkartoffeln.

Käsekuchen mit Frühlingszwiebeln

(4 Portionen)

Für den Teig:
250 g Vollweizenmehl, 3/4 TL Salz, 100 g gut gekühlte Butter, knapp 60 g kaltes Wasser

Für den Belag:
70 g Frühlingszwiebeln mit Grün gehackt, 1 EL Butter, 200 g Schweizer Emmentaler oder Gruyère gewürfelt, 3 Eier verquirlt, 100 g Sahne, Muskatnuß, Salz und Pfeffer

Mehl und Salz in eine Schüssel geben und die kalte Butter in dünne Scheiben geschnitten mit schnellen Bewegungen hineinarbeiten. Über die feinkrümelige Masse das Wasser träufeln und leicht mit einer Gabel einwirken, bis der Teig gerade zusammenhält. Dann rasch zu einer Kugel formen, in Folie einwickeln und 2 Stunden kühlen.

Eine glatte Tortenform oder 2 Pizzaformen (Ø 18 cm) mit dem Teig auslegen, am Rand etwas hochdrücken und den Boden im vorgeheizten Ofen bei 230 Grad 5 Minuten vorbacken. Darauf achten, daß der Boden vorher gut mit einer Gabel eingestochen wird, damit beim Backen die Luft entweichen kann.

Die Frühlingszwiebeln in etwa 1 EL Butter rösten und auf den Tortenboden streuen. Darauf die Käsewürfel verteilen. Die Eier gut mit Sahne, etwas Muskatnuß, einer Prise Salz und Pfeffer verschlagen und über den Käse gießen. Den Käsekuchen 15 Minuten bei 220 Grad, dann etwa 10 Minuten bei 170 Grad backen. Dazu paßt grüner Salat.

Knoblauchbrötchen

500 g frisch gemahlenes Vollweizenmehl, 1 Päckchen Hefe (42 g), 3/8 l Milch lauwarm, 80 g zerlassene Butter, 1 TL Meersalz, 70 g feingehackter Knoblauch, 100 g geriebener Hartkäse zum Bestreuen, 1 TL Kümmel fein gemahlen

Hefe in Milch auflösen und in einer Rührschüssel (mittels Rührmaschine) mit Salz, Mehl und Kümmel durcharbeiten. Fein geschnittenen Knoblauch in Butter hellbraun schwitzen, dazugeben und nochmals 5 Minuten gut durcharbeiten. Den Teig 1/2 Std. gehen lassen. Danach kleine Laibchen zu 50 g formen, diese auf ein Backblech legen und 30 Minuten zugedeckt gehen lassen. Dann mit Milch bestreichen, mit Käse belegen und im vorgeheizten Ofen (E-Herd 200 Grad) 15-20 Minuten backen. Auf einem Gitter erkalten lassen.

Süßspeisen

Bei allen Süßspeisen wurde anstatt Zucker Honig verwendet und statt Weißmehl Vollwertmehl, welches eventuell zur Hälfte mit Weißmehl gemischt werden kann.

Statt Weizenmehl kann auch das feingemahlene Dinkelmehl verwendet werden. Kurz vor Verwendung frisch gemahlen hat es nicht nur hinsichtlich des Nährwertes Vorteile, sondern auch hinsichtlich des Geschmacks. So wird ein Gebäck aus feingemahlenem Vollwertmehl unvergleichlich besser schmecken als fertig gekauftes Mehl. Die angeführten Süßspeisen sind als Hauptgerichte gedacht, die aber bei der halben Menge auch Dessert oder Nachtisch sein können. Der Nachtisch sollte aber nur zwischendurch und nicht täglich ein Menü beenden, dann bleibt es etwas Besonderes.

Pfirsichkuchen mit Ahornsirup

400 g Vollweizenmehl, 30 g Hefe, 1 EL Roh-Rohrzucker, ca. 1/4 l Milch, 100 g Butter, 2 Eidotter, Vanille natur, geriebene Zitronenschale, 1 Prise Salz, ca. 2,5 kg reife Pfirsiche, 2 Handvoll Mandelstifte, 5 EL Ahornsirup

Einen Vorteig aus dem temperierten Mehl, der halben Menge lauwarmer Milch, einer Prise Zucker und der Hefe ansetzen. Nach dem Reifen des Vorteigs (er springt auf) das zerlassene Fett, Zucker, Eidotter, die Aromaten, das Salz und die restliche Milch zugeben und einen festen Hefeteig kneten. Die Milch in mehreren kleinen Portionen zugießen, damit man die Festigkeit des Teiges kontrollieren kann. Der Teig wird mit den Knethaken von Mixer oder der Küchenmaschine, am besten aber mit der Hand rasch abgeschlagen.

Etwa 1/2 Stunde zugedeckt an einem warmen Ort gehen lassen. Den Teig auf eine bemehlte Arbeitsunterlage geben und ausrollen. Auf ein Backblech breiten. Die gewaschenen, gut abgetropften oder abgetrockneten Früchte halbieren und entkernen. Dicht auf den Teig auflegen, mit Mandelstiften bestreuen. Im vorgeheizten Backrohr bei 180 Grad 30-35 Minuten goldbraun backen. Nach dem Backen mit Ahornsirup beträufeln. Ausgekühlt aufschneiden und servieren.

Kirschknödel

Kartoffelteig:
500 g gekochte Kartoffeln (mehlige Sorte), 150 g Vollweizenmehl, 40 g Butter, Salz, 2 Eidotter, eventuell 1 EL Grieß

Füllung:
400 g Kirschen, 100 g Butter, 50 g feine Semmelbrösel, etwas Roh-Rohrzucker, Zimt gemahlen

Die gekochten heißen Kartoffeln rasch durch eine Presse drükken, Butter hinzugeben. Die bereits abgekühlten Kartoffeln dann mit den übrigen Teigzutaten rasch zu einem festen Teig kneten. Den Teig in reichlich Mehl auf der Arbeitsplatte zu einer großen, dicken Rolle formen. Von dieser Rolle schneidet man sodann 1 cm dicke Scheiben herunter, drückt sie nach allen Seiten hin flacher, gibt 3-4 Stück entstielte, gewaschene Kirschen auf das Teigstück und formt

Knödel. In kochendem Salzwasser läßt man die geformten Knödel ca. 12 Minuten leicht wallend ziehen. Mit einem Schaumlöffel nimmt man sie aus dem Wasser und gibt sie nach kurzem Abtropfen in die mit Butter gerösteten, gezuckerten und mit Zimtpulver abgeschmeckten Semmelbrösel. Sofort heiß servieren.

Zwetschgenknödel – Marillenknödel
(10 Knödel)

500 g Kartoffeln, 50 g Butter, 50 g Weizengrieß, 10 g Salz, 2 Eigelb, 100 g Vollweizenmehl, Salzwasser zum Kochen, 80 g Butter, 100 g Semmelbrösel oder Kuchenbrösel

Die Kartoffeln waschen und auf einem Backblech im Ofen bakken. Die gebackenen Kartoffeln schälen und mit einer Presse zerdrücken. Auf einer Arbeitsfläche in die zerdrückten Kartoffeln eine Mulde drücken, die weiche Butter, Grieß, Salz und die Eigelbe geben. Mit der Hand etwas verarbeiten und das Mehl darüber verteilen. Einen glatten Teig kneten (wenn nötig, die Mehlmenge erhöhen) und 1/4 Stunde ruhen lassen. Etwa 5 mm stark auf der mit Mehl bestäubten Platte ausrollen, in Quadrate schneiden und die Zwetschgen oder Marillen darin einhüllen. In kochendes Salzwasser legen. Kommt das Wasser wieder zum Kochen, die Hitze reduzieren, damit die Knödel nur ganz leicht kochen und an die Oberfläche steigen. Nach 10 bis 12 Minuten mit dem Schaumlöffel herausnehmen und in den gerösteten Semmelbröseln wälzen. Dazu wird die Butter in einer Pfanne zerlassen (aber nicht gebräunt) und die Brösel darin goldgelb angeröstet.

Topfenknödel mit Erdbeerjoghurt
(4 Portionen)

1/4 kg Topfen (Quark) mit 10 % Fettgehalt, 30 g Butter, 1/2 Zitrone, 1 Ei, 1 Eidotter, 50 g Weizengrieß

Für den Erdbeerjoghurt:
1/4 l Joghurt, 200 g Erdbeeren, Saft von 1 Zitrone, 1 EL frische Minzenblätter

Für die Butterbrösel:
120 g Butter, 150 g Kuchenbrösel, 1 MS Zimt, 2 EL Vollzucker, 1 TL Vanillezucker

Salz, Canderel, Erdbeeren, Minzenblätter zum Garnieren

Topfen durch ein feines Sieb streichen (am besten mit einem Teigschaber). Butter schmelzen. Zitrone waschen, Schale fein reiben. Topfen, Butter, Zitronenschale, Ei, Dotter und eine Prise Salz glattrühren. Weizengrieß einrühren und die Masse 2 Stunden kalt stellen.

Für den Erdbeerjoghurt Erdbeeren und Minzenblätter waschen und feinst pürieren (am besten mit einem Stabmixer). Joghurt einrühren, mit Zitronensaft abschmecken. Erdbeerjoghurt kalt stellen.

Für die Butterbrösel Butter in einer Pfanne erhitzen. Kuchenbrösel unter Zugabe von Zimt, Vanillezucker und Vollzucker in der Butter rösten.

Salzwasser aufkochen. Aus dem Topfenteig mit einem Löffel Häufchen ausstechen und zu Knödeln formen oder noch besser, die Masse mit einem Eisportionierer gleich in Form von Knödeln ausstechen. Probeknödel machen. Wenn der Knödel nicht hält, evtl. etwas Grieß zugeben. Topfenknödel bei kleiner Hitze zugedeckt in ca. 10 Minuten garziehen lassen.

Knödel mit einem Schaumlöffel aus dem Wasser heben, abtropfen lassen und in den Butterbröseln wälzen. Joghurtsauce auf Teller schöpfen. Knödel in die Sauce setzen, mit Canderel-Streuzucker bestreuen und mit Erdbeerstücken und Minzenblättern garniert servieren.

Powidlknödel

(4-6 Portionen)

300 g Vollwertmehl, 20 g Hefe, 1/8 l lauwarme Milch, 30 g Butter, 30 g Honig, Salz, abgeriebene Schale von 1/2 Zitrone (Schale unbehandelt), 1 Ei, 150 g Powidl (Pflaumenmus)

Zum Beträufeln und Bestreuen:
100 g flüssige Butter, 80 g frisch gemahlener Mohn

Das Mehl in eine Schüssel sieben, in die Mitte eine Vertiefung drücken und die Hefe hineinbröckeln. Mit der lauwarmen Milch auflösen, Mehl darüberstreuen und den Vorteig, mit einem Tuch bedeckt, an einem warmen Platz etwa 15 Minuten gehen lassen, bis die Oberfläche deutliche Risse zeigt. Die Butter zerlassen und mit dem Honig, 1/4 EL Salz, der Zitronenschale und dem Ei cremig verrühren. Zum Vorteig geben und alles mit dem Mehl zu einem glatten, trockenen, gut formbaren Hefeteig schlagen. Zugedeckt nochmals 15 Minuten gehen lassen. Den Teig auf der mit Mehl bestäubten Arbeitsplatte etwa 1,5 cm dick ausrollen und in Quadrate von 7 x 7 cm schneiden. Jeweils 1 Löffel Powidl daraufgeben, den Teig zusammenfalten und in der hohlen Hand „rundschleifen". Die Knödel, mit einem Tuch bedeckt, auf einem bemehlten Brett nochmals gehen lassen, bis sie ihr Volumen fast verdoppelt haben. Eine große Kasserolle halb mit Salzwasser füllen. Das Wasser zum Kochen bringen. Wenn es ganz schwach aufwallt, die Knödel einlegen und sieden lassen. Den Topf so zudecken, daß ein Spalt offenbleibt. Nach 10 Minuten den Deckel entfernen, jeden Knödel mit einem Kochlöffelstiel an der Seite anstupfen, damit er sich umdreht. Die Knödel nach weiteren 5 Minuten mit einem Schaumlöffel herausnehmen und sofort mit einer langen Nadel 2-3mal anstechen, damit sie nicht zusammenfallen. Mit Butter beträufeln und mit Mohn bestreuen.

Kärntner Kletzennudeln
mit zerlassener Butter und Apfelmus

250 g frisch gemahlenes Weizenvollwertmehl, 2 Eidotter, ca. 180 ml lauwarmes Wasser, 3-4 Tropfen Apfelessig, etwas Vollsalz

Für die Kletzenfülle:
500 g Kletzen (Dörrbirnen), 500 g trockener Quark, 1/2 TL Zimt, 1 EL Bienenhonig

Dörrbirnen in Wasser einweichen und weichkochen, gut abtropfen lassen. Stiel und Blütenreste entfernen und durch die feine Scheibe des Fleischwolfes drehen. Mit Quark und den übrigen Zutaten gut verkneten und mit einem Eisportionierer kleine Kugeln formen.

Das Weizenvollkornmehl mit allen Zutaten auf einem Brett gut verkneten und den glatten Teig 1/2 Stunde ruhen lassen. Dann zu einem dünnen Teig – 2 mm dick – ausrollen. Mit der Kletzenmasse füllen, kleine Nudeln formen und diese 10 Minuten in kochendem Salzwasser garen. Mit einem Schaumlöffel vorsichtig rausheben und mit zerlassener Butter und Apfelmus servieren.

Tip:
Mit einer Füllung aus Quark mit Kartoffeln, Minze und Kerbel erhält man die Kärtner Käsnudeln.

Apfelmus

500 g säuerliche Äpfel geschält und entkernt, den Saft von 1/4 Zitrone, 1 TL Bienenhonig, 1 EL Butter

Die Äpfel vierteln und in einem Kochgeschirr mit Butter kurz anschwitzen. Zitronensaft zugeben und bei zugedecktem Kochgeschirr ca. 10 Minuten dämpfen (öfter umrühren). Dann im Mixglas pürieren und eventuell mit Honig süßen. Noch warm zu den Kletzennudeln servieren.

Apfelnockerln mit Zimtschaum
(6 Portionen)

60 g Butter, 2 Eier, 350 g Quark, 250 g Weißbrot, 150 g dicker Sauerrahm, ca. 80 g Vollwertmehl, 3 Äpfel, Salz, Vanillezucker, Zimt, 1/4 l Apfelsaft, 100 g Haselnüsse

Für den Zimtschaum:
1/8 l Milch, 50 g Honig, 3 Eidotter, 1 Zimtstange, Zitronenschale, Vanillinzucker

Für die Nockerln Butter mit Quark schaumig rühren, Eier nach und nach einrühren.

Äpfel schälen und grob raspeln. Weißbrot entrinden und in Würfel schneiden, mit Sauerrahm, Mehl, geriebenen Äpfeln, Salz, Vanillinzucker, Zimt und der Butter-Quark-Masse zu einer geschmeidigen Masse verrühren. 30 bis 40 Minuten lang im Kühlschrank ruhen lassen.

Apfelsaft mit Wasser verdünnen und aufkochen. Aus der Apfelmasse mit einem Löffel Nockerln ausstechen, in den verdünnten Apfelsaft legen und 10 bis 12 Minuten lang ziehen lassen. Haselnüsse hacken. Gekochte Apfelnockerln darin wälzen. Für den Zimtschaum die Milch mit Zimtrinde aufkochen. Honig, Zitronenschale, Vanillinzucker und Eidotter dazugeben und in einer Schüssel über Wasserdampf mit einem Schneebesen gut schaumig schlagen und dazumischen.

Tip:
Die Haselnüsse kann man vor Gebrauch rösten:
Auf ein Blech streuen und bei ca. 180 Grad bis zur leichten Bräunung ins Rohr geben. Danach kann man durch Reiben in den Händen den Großteil der Schale entfernen, und der typische Haselnußgeruch entfaltet sich besser.

Apfelkuchen mit Streusel

4 Eier, 60 g Bienenhonig, 90 g frisch gemahlenes Dinkelvollwertmehl, 50 g Rosinen, 250 g Äpfel geschält, etwas geriebene Naturzitronenschale, etwas Meersalz

Streusel:
50 g Bienenhonig, 70 g Dinkel, 70 g feingemahlene Nüsse, 30 g Butter

Eidotter mit Honig und Zitronenschale schaumig schlagen. Eiweiß mit einer Prise Salz steif schlagen und mit den Rosinen und dem Dinkelmehl zugleich (mittels Schneebesen) unter die Dottermasse heben.

Danach in eine mit Butter bepinselte Tortenform (Ø 24 cm) oder auf ein Backblech streichen und mit blättrig geschnittenen Äpfeln belegen. Honig, Dinkel, Butter und Nüsse in einer Schüssel gut verkneten und über die Äpfel verbröseln. Im vorgeheizten Ofen (E-Herd 170 Grad) 25-30 Minuten backen.

Tip:
Anstatt Rosinen kann man auch Nüsse oder Mandeln zur Grundmasse geben!

Apfelstrudel
(16 Portionen)

Für den Teig:
150 g Vollwertmehl (evtl. 75 g Weißmehl und 75 g Vollwertmehl), 1 Eigelb, 1 TL Salz, 2 EL Öl, 6-8 cl Wasser

Für den Belag:
1,5 kg Äpfel (Delicious), 125 g Semmelbrösel oder Kuchenbrösel, 100 g Butter, 75 g zerlassene Butter, 150 g Roh-Rohrzucker, 2 TL gemahlener Zimt, 50 g Rosinen, evtl. 40 g gehackte Walnüsse

Für die Form zum Bestreichen:
50 g Butter

Das feingemahlene Vollwertmehl auf die Arbeitsfläche sieben (die Kleie später zur Füllung geben). In die Mitte eine Vertiefung drücken und das Eigelb mit dem Salz zugeben. Dann das Öl hineingießen. Was nun folgt, ist Handarbeit im wahrsten Sinne des Wortes. Strudelteig läßt sich zwar mit dem Teighaken des Rührgerätes in einer Schüssel zusammenrühren, aber er muß dann trotzdem noch mit der Hand durchgearbeitet werden, damit er schön glatt und geschmeidig wird. Nur so läßt sich auch die richtige Festigkeit des Teiges feststellen. Bei Vollwertmehl ist das noch schwieriger, weil die mitgemahlene Kleie und Randschichten die Bindung unterbrechen.

Die Zutaten mit einer Hand verrühren, dann nach und nach das Wasser zugießen, bis der Teig die richtige Konsistenz hat. Die mit Teig verklebte Hand in Mehl tauchen und so den anhängenden Teig abreiben. Jetzt den Teig mit beiden Händen kräftig durchkneten, bis er schön glatt ist. Zu einer Kugel formen, auf ein mit Mehl bestäubtes Brett legen und die Oberfläche mit Öl einreiben. Mindestens 30 Minuten ruhen lassen.

In der Zwischenzeit die Äpfel schälen, das Kernhaus herausschneiden und die Äpfel in ganz dünne Scheiben schneiden oder besser noch mit dem Gurkenhobel hobeln. Die Semmelbrösel in 100 g Butter hellbraun rösten und erkalten lassen.

Einen Tisch mit einem großen Leinentuch (Küchentuch) belegen und dieses gleichmäßig mit Mehl bestäuben. Den Teig darauflegen und dabei schon zu einem Streifen ziehen. Den Teigstreifen mit einem Rollholz in die Länge und Breite verrollen und dann von Hand ziehen. Dabei greift man mit beiden Händen unter den Teig und zieht ihn von der Mitte jeweils nach außen. Ringsum so verfahren, bis der Teig so dünn wie möglich ist.

Zwei Drittel des Teiges der Länge nach mit 75 g flüssiger, aber nur lauwarmer Butter bestreichen. Auf das letzte Drittel die gerösteten Semmelbrösel und Kleie streuen. Den Zucker mit dem Zimt, Äpfel und Rosinen vermischen und darüberstreuen. Sehr fein schmeckt es auch, wenn man noch 40 g gehackte Walnüsse zugibt.

Nun wird der Strudel von der belegten Seite her durch Anheben des Tuches aufgerollt; dabei immer wieder nachfassen. Den Strudel in eine mit Butter ausgestrichene Bratenpfanne oder auf ein Backblech legen und die Oberfläche mit dem Rest der zerlassenen Butter bestreichen. Im vorgeheizten Backofen bei 220 Grad etwa 30 Minuten backen. Den Apfelstrudel noch heiß in Stücke schneiden und warm servieren. Dazu paßt auch Vanillesauce.

Tip:
Ältere Kuchen oder Gebäckstücke können – zu Kuchenbröseln aufgerieben – bei jedem Strudel verwendet werden. Nur Mut, wenn etwas mal mißlingt.

Saft von Roten Rüben und Äpfeln
(für ca. 1/2 l Saft)

1/2 kg Rote Rüben, 1/2 kg Äpfel, 1 TL kaltgepreßtes Öl

Rote Rüben unter fließendem Wasser waschen, schälen und in kleine Stücke schneiden. Die Äpfel schälen, entkernen und ebenfalls kleinschneiden.

Rüben und Äpfel im Entsafter auspressen. Saft mit Öl verrühren und servieren.

Birnencreme
(4 Portionen)

2 Birnen (300 g), 1 EL Bienenhonig, 1/16 l Sahne, 10 g Butter, 1/16 l Milch, eine Prise Meersalz

Birnen waschen, schälen, ausstechen und in Schnitten oder Scheiben schneiden. Butter in einer Kasserolle schmelzen lassen, Birnen darin anschwitzen, mit Milch aufgießen und 3-4 Minuten bei schwacher Hitze zugedeckt ausdünsten lassen. Im Mixer mit Honig pürieren, etwas abkühlen lassen und die steif geschlagene Sahne unterheben. In Glasschalen anrichten und mit je einer gedämpften Birnenschnitte garnieren.